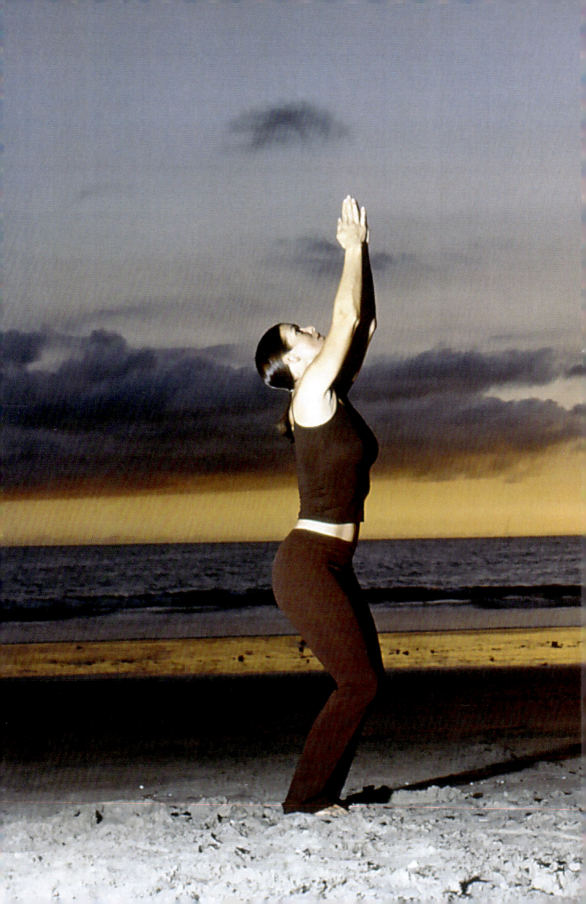

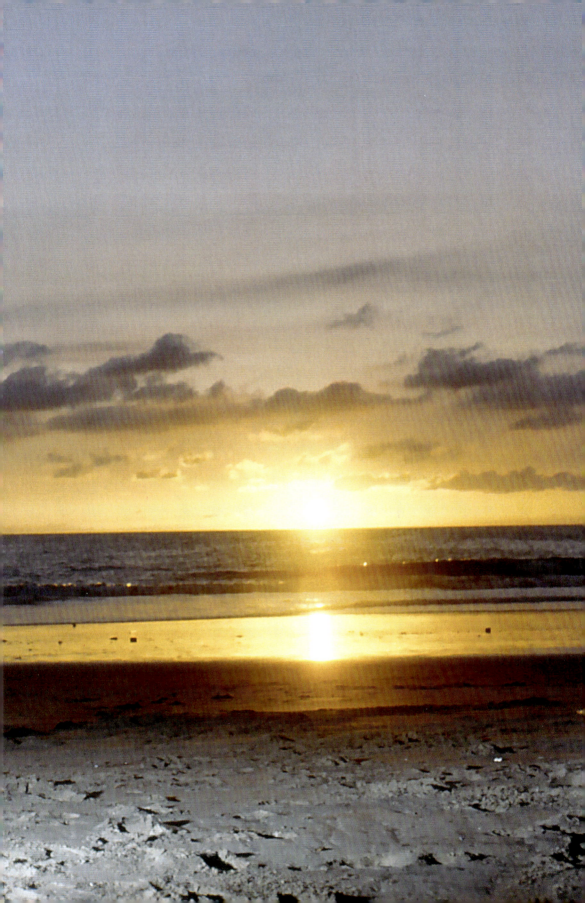

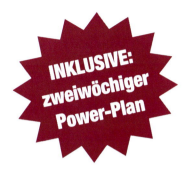

GESUND UND FIT MIT
KATI WITT

So werden auch Sie fit mit dem Programm der erfolgreichsten Eiskunstläuferin aller Zeiten

Impressum

Bibliografische Information der Deutschen Bibliothek:
Die Deutsche Bibliothek verzeichnet diese Publikation in der Deutschen Nationalbibliografie;
detaillierte bibliografische Daten sind im Internet über http://dnb.ddb.de abrufbar.

© 2006 riva Verlag
Gesamtbearbeitung: Judith Wittmann
Redaktion: Rainer Weber
Druck: Druckerei Joh. Walch, Augsburg
ISBN-10 3-936994-22-6
ISBN-13 978-3-936994-22-3

riva Verlag
Frundsbergstraße 23, 80634 München
Tel: 089 4444679-0, Fax: 089 652096
info@rivaverlag.de
www.rivaverlag.de

Für Fragen und Anregungen zum Buch:
katiwitt@rivaverlag.de

riva ist ein Imprint des FinanzBuch Verlags

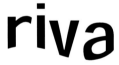

Weitere Infos:
www.fitmitkati.de

Bildnachweis: Alle Fotos mit Katarina Witt: Frank Schott, San Francisco; Archiv Verlag Gesundheit, Berlin: S. 107; Jochen Grün, München: S. 21, 101, 119, 135, 160, 208; Marc Baptiste, New York: S. 41; istockphoto: S. 36, 101, 109; dreamstime: S. 51; digitalstock: S. 155

Das Werk einschließlich aller seiner Teile ist urheberrechtlich geschützt. Jede Verwertung außerhalb der engen Grenzen des Urheberrechtsgesetzes ist ohne Zustimmung des Verlags unzulässig und strafbar. Das gilt insbesondere für Vervielfältigungen, Übersetzungen, Mikroverfilmungen und die Einspeicherung und Verarbeitung in elektronischen Systemen.

Die Ratschläge in diesem Buch sind von Herausgeber und Verlag sorgfältig erwogen und geprüft, dennoch kann eine Garantie nicht übernommen werden. Eine Haftung des Herausgebers bzw. des Verlages und seiner Beauftragten für Personen-, Sach- und Vermögensschäden ist ausgeschlossen.

INHALTSVERZEICHNIS

INHALT

15 | FITNESS HEISST …
Gesund und gut drauf
16 | Fitness ist ein Lebensgefühl
19 | Warum es sich lohnt, fit zu sein
22 | Fitness – die Basis für ein gutes Körpergefühl
23 | Fitness ist eine Altersbremse
24 | Positiv sein!

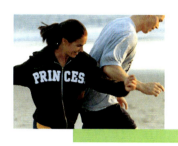

29 | BEWEG DICH!
Warum regelmäßige Bewegung so wichtig ist
30 | Es muss nicht immer Höchstleistung sein
34 | Bewegung wirkt wie ein wahres Wunder
39 | »Jeder Gang macht schlank«
43 | 10 Tipps, wie Sie mehr Bewegung in den Alltag bringen
46 | Bei welchem Puls das Fett gut schmilzt

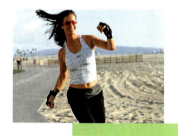

49 | KOMM IN GANG!
Ihr persönliches Trainingsziel
50 | Machen Sie sich klar, was Sie wirklich bewegt
54 | Fitness-Mythen
55 | Konstitutionstypen
57 | Sport: eine tolle Schule fürs Leben
58 | Wie Sie Ihren inneren Schweinehund besiegen
60 | 10 Tipps zur Motivation

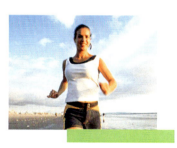

63 | IN FORM KOMMEN
Wie Sie Ihren Fitness-Level erreichen
64 | Ausdauer, Kraft, Beweglichkeit
66 | Ausdauer durch Laufen
72 | Kraft durch das Thera-Band
78 | Beweglichkeit

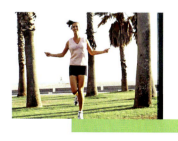

INHALTSVERZEICHNIS

83 | FORM HALTEN
Wie Sie mit wenig Aufwand ein hohes Niveau halten
84 | Mit wenig Aufwand immer in Schuss bleiben
87 | Das Sixpack
88 | Personal Trainer
89 | Der Power-Circle

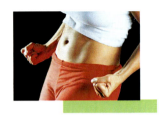

99 | ISS DICH FIT …
Wie Sie sich durch gute Ernährung Diäten ersparen
102 | Clever essen: 10 goldene Regeln
104 | Vernünftige Ernährung ist ganz leicht
116 | 10 Lebensmittel für die Schönheit
119 | Flüssigkeit – der Wasserträger für bessere Leistung

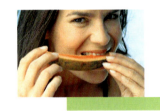

123 | GANZ ENTSPANNT
Wie Sie ganz leicht Ihre seelische Balance finden
124 | Lassen Sie zwischendurch die Seele baumeln
127 | Übungen zur Entspannung
132 | Sofortmaßnahmen bei Stress
133 | Energie und Entspannung durch bewusstes Luftholen
134 | Stress kann auch eine positive Energiequelle sein

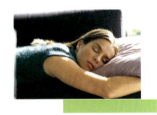

141 | AB INS STUDIO …
Totale Fitness mit dem Ein-Stunden-»Witt-Workout«
142 | Muckies machen Spaß: Warum Krafttraining so wichtig ist
145 | Wie Sie im Gym eine gute Figur machen

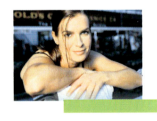

157 | AUF REISEN …
Unterwegs: Was Sie Gutes für sich tun können
158 | Was locker macht
160 | Dem Jetlag davonfliegen
163 | Stretching: Werden Sie geschmeidig wie eine Katze

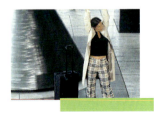

INHALTSVERZEICHNIS

177 | FITNESS FÜR FAULE

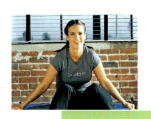

Einfache Übungen für zu Hause …
178 | Ganz leicht in Schwung
181 | Übungen, die Spaß machen:
Trampolin und Gymnastikball …
186 | Sinnvolle Anschaffungen für zu Hause

189 | VIEL ZEIT FÜR MICH …

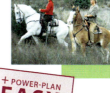

Wie Sie den Urlaub als Trainingslager nutzen können
190 | Urlaub als Trainingslager
194 | Power-Plan: Fit in 14 Tagen

+ POWER-PLAN EASY

223 | OFFEN FÜR NEUES!

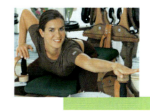

Moderne Trainingsmethoden
227 | Warum Yoga? Abenteuer für Körper und Seele
233 | Gyrotonic: Was bringt dieses spezielle Körpertraining?
235 | Pilates: Warum ist dieses Training so effektiv?
237 | Die 10 wichtigsten Regeln für Pilates & Co.

239 | DAS GUTE-LAUNE-PROGRAMM

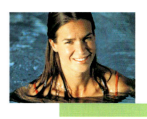

Wie Sie immer wieder und jederzeit auf Erfolgskurs kommen
240 | Gewinnen Sie dem Leben die schönsten Seiten ab
242 | 10 wirkungsvolle Wohlfühl-Tipps

248 | ANHANG

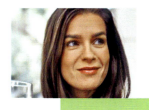

248 | Sachwortregister
254 | Das Team

VORWORT

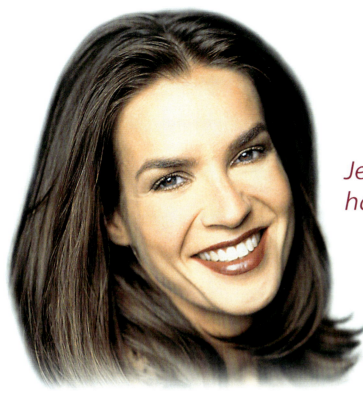

Jeder Mensch hat ein Talent …

… sagte schon Charly Chaplin, und mittlerweile weiß ich, dass er Recht hatte. Mein Talent ist, neben dem Eiskunstlaufen, sicher die Fähigkeit, Menschen zu motivieren. »Ich fühle mich einfach gut«, sage ich oft, und beschreibe damit meine gute Laune und die so oft von Journalisten angesprochene positive Ausstrahlung.

Ich will Sie motivieren, mehr für Ihren Körper zu tun und damit gesünder und leichter durchs Leben zu gehen. Täglich begegne ich wunderbaren, klugen, fleißigen Menschen, die in ihrer Arbeit versinken und dabei ihren Körper auf Dauer zu sehr vernachlässigen. Dies rächt sich an ihrer Gesundheit und wirkt sich negativ auf Motivation, Effizienz und die persönliche Zufriedenheit aus.

Sehr geholfen hat mir bei diesem Buch die Zusammenarbeit mit Oliver Schmidtlein, meinem langjährigen Personal Trainer. Ich wünsche mir, dass Sie es nicht nur lesen, sondern es zu Ihrem täglichen Begleiter machen und auch wieder Freude an der täglichen Bewegung finden. Ich bin mir sicher, dass es mir gelingt, Sie mit meiner Erfahrungen zu motivieren und zu inspirieren.

Viel Spaß und bleiben Sie gesund und fit.

Ihre
Katarina Witt

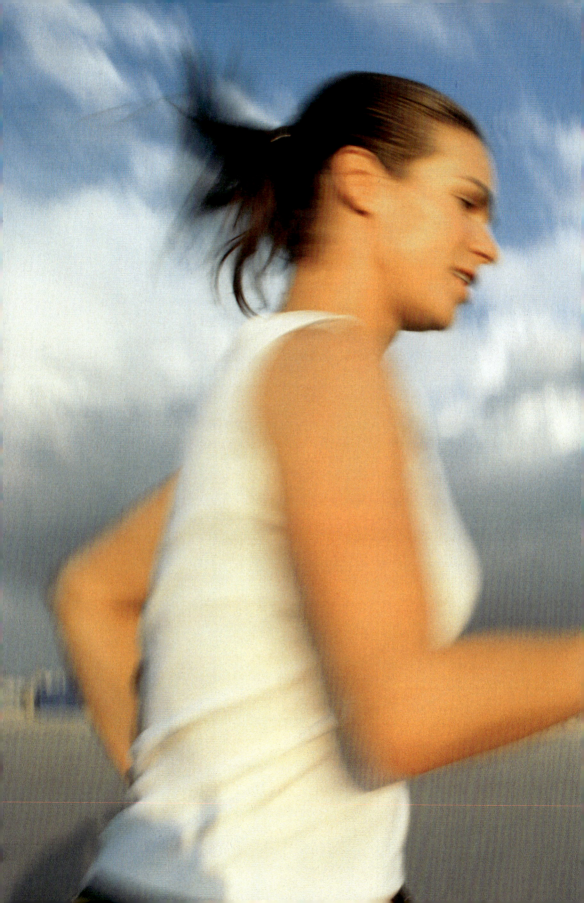

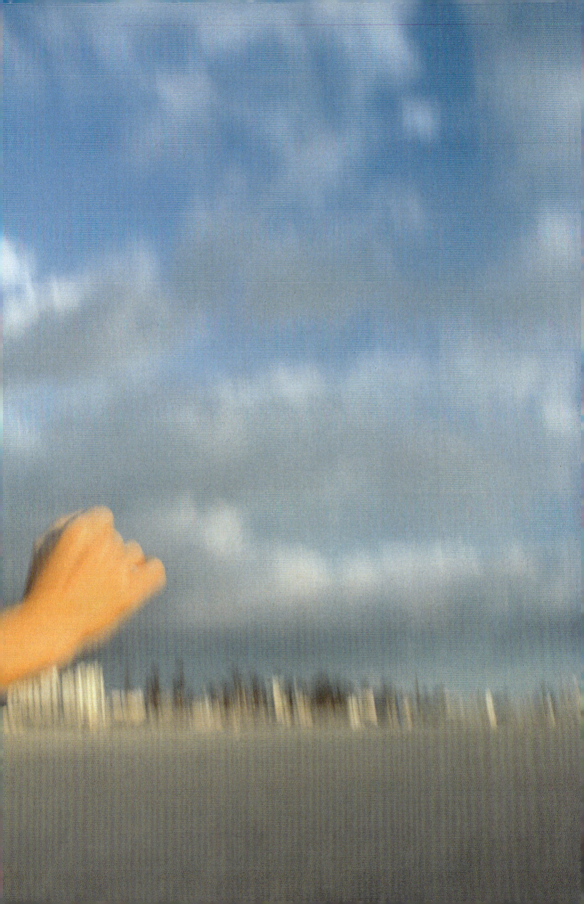

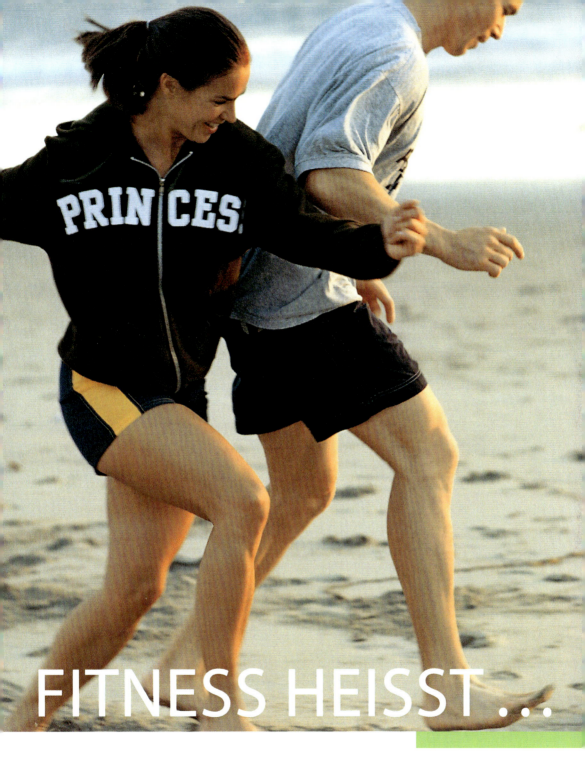

FITNESS HEISST ...

Gesund und gut drauf

FITNESS HEISST...

GESUND UND GUT DRAUF
Fitness ist ein Lebensgefühl

Fitness als Lebensprinzip: Wenn es mir körperlich gut geht, geht es mir auch seelisch gut. Wenn ich mich fit fühle, fühle ich mich auch im Kopf sehr stark.

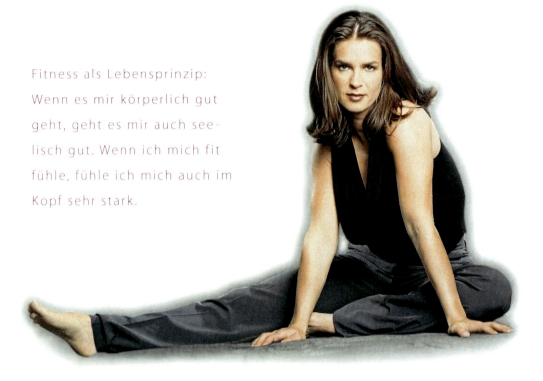

KENNEN SIE DAS? Wenn Sie total da sind, hellwach, voller Power und Ausdauer. Wenn Sie einfach nicht müde werden und nicht tot zu kriegen sind. Wenn Sie glauben, mir kann keiner und mich können alle. Wenn Sie diesen Drive spüren, diese innere Anpack-Dynamik. Wenn Sie mit sich im Reinen sind, weil Sie sich attraktiv und angenehm in Balance fühlen. Wenn Sie überzeugt sind, so gut wie alles wuppen zu können, weil Sie sich stark fühlen, zum Bäumeausreißen stark. **Ja, das ist ein tolles Gefühl – wenn Sie sich fit fühlen.**

UND DIESES MIESE Gefühl kennen Sie sicher auch: Wenn Sie immer ganz schnell aus der Puste sind, wenn Sie leicht gestresst und genervt, wenig belastbar und häufig müde und unkonzentriert sind. Wenn morgens der Kreislauf verdammt

FITNESS HEISST...

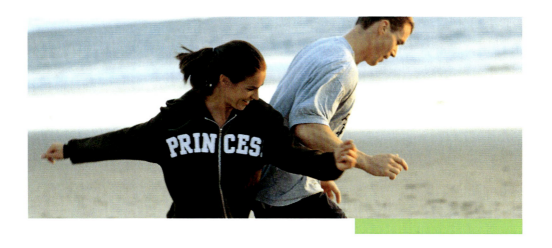

schleppend in Gang kommt. Wenn sich die elenden Nachwirkungen der Fete am Vorabend einfach nicht mehr wegstecken lassen. Wenn Sie auffällig antriebsarm und reichlich lustlos und träge sind. Nein, das ist kein besonders cooles Gefühl, nicht fit zu sein. Die Rechnung ist einfach: Wer den Alltag stemmen will, braucht Kraft. Wer sein Leben auf Trab halten will, braucht Ausdauer. Wer flexibel sein will, muss auch beweglich sein. Beweglichkeit plus Ausdauer plus Kraft – gleich Fitness. Bestimmt wird diese simple Rechnung durch Ihre Lebenserfahrung bestätigt: Wer fit ist, kriegt den alltäglichen Balanceakt leichter hin und steht einfach sicherer im Leben. Fitness ist ein stabiles Fundament. Fitness, dieses Zauberwort, ist in aller Munde. Trotzdem sollten wir zunächst klären, was es eigentlich heißt, fit zu sein. Nein, Fitness lässt sich nicht mit dem Meterband messen. Nein, fit ist nicht nur das Gegenteil von fett. Fitness bedeutet auch mehr als nur Muskelstärke und ein leistungsfähiges Herz-Kreislauf-System. Fitness ist ein Lebensgefühl, eine positive Lebenseinstellung, eine neue Lebensphilosophie: Fit sein heißt aktiv sein. Fitness ist zum Lifestyle geworden, zum Synonym für Gesundheit. Zum Fitsein gehört nicht nur körperliche Leistungsfähigkeit, sondern auch mentale. Wenn Sie präsent sind. Wenn Sie sich gut entspannen können, gut schlafen, spielend mit Stress fertig werden. Fitness ist die Basis für Schönheit, Kraft, Vitalität und Spaß. Fitness – das ist für mich die Lust am Leben.

FITNESS HEISST...

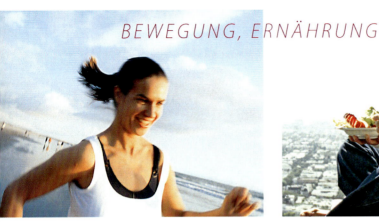
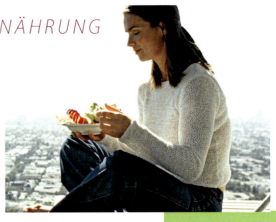

BEWEGUNG, ERNÄHRUNG

SPORT IST MORD – das reimt sich zwar schön, aber trotzdem ist dieser beliebte Spruch der größte anzunehmende Unsinn, der über moderne Lebensführung kursiert. Das Gegenteil trifft zu: Sich regen bringt Segen. Bewegung ist die beste Therapie und kann von vielem befreien, unter anderem von Rückenschmerzen und Depressionen. Aktive verlieren Pfunde und gewinnen gute Laune und Wohlbefinden. Bewegung bringt Sie in Form. Nur wenn Sie sich genug bewegen, werden Sie fit. Bewegung ist der Schlüssel zu einem besseren Leben.

DIE DREI SÄULEN, AUF DENEN DIE FITNESS STEHT, SIND: BEWEGUNG, ERNÄHRUNG UND ENTSPANNUNG.

DAS LEBEN ist nicht fair. Das Leben liefert selten etwas frei Haus. Sie müssen sich schon selbst darum bemühen, sonst passiert nicht viel. Folgende Binsenweisheit stimmt leider: Von nichts kommt nichts. Das gilt auch für Fitness. Für Ihre Fitness sind Sie selbst verantwortlich, ganz allein Sie, nur Sie.

DAS TOLLE: Fitness ist ein Spielfeld, für das faire Regeln gelten, anders als wir das aus dem Job oder der Partnerschaft kennen. Je mehr Zeit, Arbeit, Interesse und Sorgfalt Sie in Ihren Körper investieren, umso bessere Resultate werden Sie sehen. Wer sich um seine Fitness kümmert, wird erleben, wie sich nicht nur das äußere Erscheinungsbild verbessert, sondern auch, wie Stimmung und Selbstachtung steigen. Wer körperlich fit ist, fühlt sich auch seelisch stabiler: weniger ängstlich und seltener niedergeschlagen. Es gibt hundert gute Gründe, fit zu sein.

FITNESS HEISST…

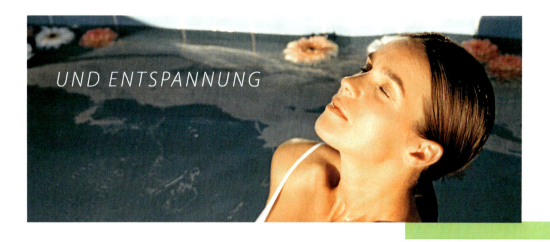

UND ENTSPANNUNG

DIE 25 BESTEN ARGUMENTE, WARUM ES SICH LOHNT, FIT ZU SEIN

- Sie sind belastbarer und können besser mit Stress umgehen
- Sie fühlen sich ausgeruhter, die Arbeit macht mehr Spaß.
- Sie werden seltener krank.
- Sie können Blutdruck und Cholesterinspiegel, Diabetes- und Herzinfarkt-Risiko verringern.
- Sie strahlen mehr Energie und Selbstdisziplin aus.
- Sie sind weniger anfällig für typische Büroleiden (z. B. Rücken- und Kopfschmerzen).
- Sie sind dynamischer.
- Sie finden sich attraktiver, Sie sehen besser aus.
- Sie fühlen sich besser, Sie sehen besser aus.
- Sie fühlen sich jünger.
- Sie gewinnen mehr Selbstvertrauen und Selbstsicherheit
- Sie werden geduldiger.
- Sie werden kontaktfreudiger.
- Sie sind kreativer.
- Sie trauen sich einfach mehr zu.
- Sie schlafen besser.
- Sie altern langsamer und leben mit ziemlicher Sicherheit länger.

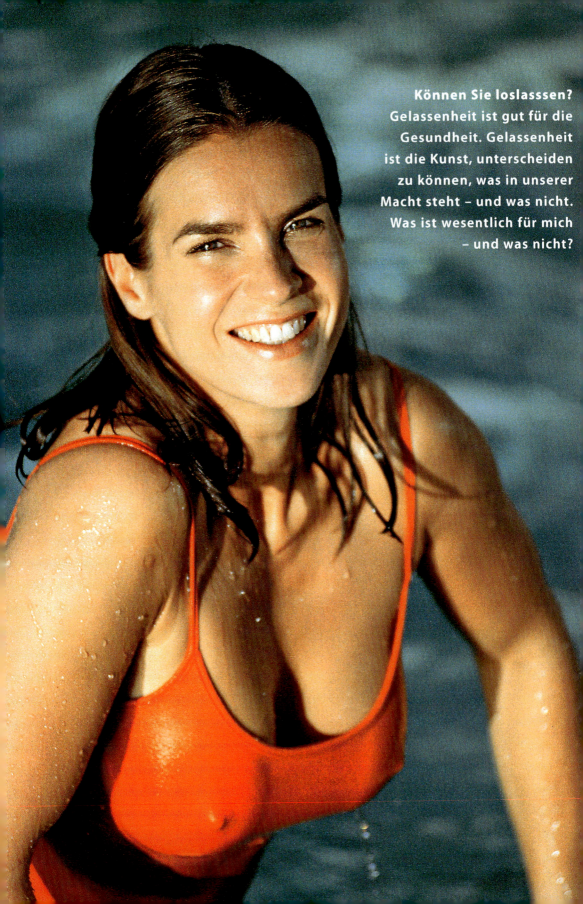

Können Sie loslasssen?
Gelassenheit ist gut für die Gesundheit. Gelassenheit ist die Kunst, unterscheiden zu können, was in unserer Macht steht – und was nicht. Was ist wesentlich für mich – und was nicht?

FITNESS HEISST...

- Sie werden mehr geschätzt, weil sich mit Ihrem Wohlbefinden auch Ihre Ausstrahlung und Laune bessert.
- Sie können essen, ohne zuzunehmen, weil Sie ja mehr Kalorien verbrauchen.
- Sie sind leistungsfähiger.
- Sie haben mehr Ausdauer.
- Sie haben bessere Karrierechancen.
- Sie fühlen sich besser, ausgeglichen und gelassener.
- Sie werden aufgeschlossener sein und ausprobieren, was dem Körper alles abzuverlangen ist (von Tango bis Triathlon und Tae Bo & Co.).
- Sie haben mehr Spaß am Sex.
- Sie haben mehr Lust aufs Leben.

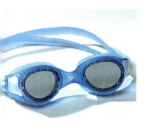

Fitness macht attraktiv. Wenn ich mich in meinem Körper wohl fühle und Lust am Leben habe, wirkt das auf andere. Man nennt das erotische Ausstrahlung.

KANN MAN mir die Lust ansehen, die ich am Leben spüre? Vielleicht ist es sogar eine Gier nach dem Er-Leben. Diese Lebensgier hat ihre Wurzeln in meiner Erziehung. Im Osten wurde dir immer gesagt, was du darfst und was nicht. Daher ist jetzt mein Drang so groß, möglichst viel zu erleben und Dinge einfach auszuleben, ohne großartig zu fragen. Ich lebe nach dem Motto: Heute ist mein bester Tag, mein Happening findet täglich statt. Nein, das ist kein Egoismus, das eigene Wohlergehen obenan zu stellen. Im Gegenteil. Nur wenn es mir gut geht, kann ich anderen etwas geben, was ihnen vielleicht hilft, dass es ihnen besser geht.

Mir geht es gut, meistens jedenfalls. Ich fühle mich wohl. Ich bin fit. Klar, manchmal fühle ich mich nicht wohl. Und zwar immer dann, wenn ich mal ein paar Tage faul gewesen bin, wenn ich mich nicht um meine Fitness kümmern konnte. Ganz anders, wenn ich mich aber fit fühle – dann fühle ich mich nicht nur wohl, sondern attraktiv und stark. Fitness gibt ein solides Grundgefühl der Stärke.

FITNESS HEISST…

FITNESS – DIE BASIS FÜR EIN GUTES KÖRPERGEFÜHL
Körperbewusstsein erzeugt Selbstbewusstsein

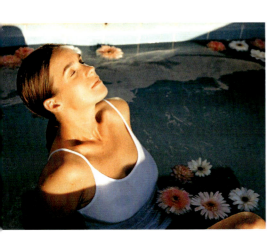
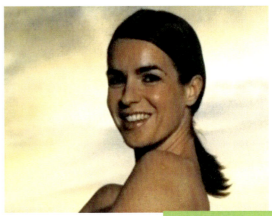

HABEN SIE sicher auch schon beobachtet: Manche Menschen treten ein und sie erfüllen der Raum – mit ihrem sicheren Auftreten. Sie wirken so selbstverständlich, so selbstsicher. So selbstbewusst. Sie haben Ausstrahlung. Starker Typ, denken wir dann. Ja, gesundes Selbstwertgefühl hat enorme Wirkung auf andere. Aber noch wichtiger ist es für uns selbst. Wenn wir uns ungezwungen, ausgeglichen, aufgeschlossen, entspannt fühlen. Wenn wir positiv gepolt sind. Wenn wir uns leicht fühlen, nicht plump. Wenn wir uns mit geschmeidiger Eleganz bewegen. Wenn wir ein gutes Körpergefühl haben. Die Basis für dieses gute Körpergefühl, für Körperbewusstsein, ist Fitness. Körperbewusstsein wiederum ist eine wichtige Voraussetzung fürs Selbstbewusstsein. Körpergefühl und Selbstbewusstsein sind verwandt wie Bruder und Schwester.

Es lohnt sich also auch aus diesem Grund, möglichst viel für die Fitness zu tun, sich um den eigenen Körper zu kümmern. Jeder Körper sei ein »heiliges Kleid«, sagte die geniale Tänzerin Martha Graham. Vielleicht

FITNESS HEISST...

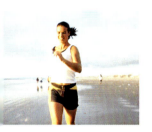

Fitness als Lebenskonzept: Laufen Sie nicht mit Ihrer Gesundheit dem Geld hinterher, um später mit dem Geld Ihrer Gesundheit hinterherlaufen zu müssen.

klingen ihre Worte ein wenig pompös, aber ihre Wertschätzung trifft doch zu: »Der Körper ist unser erstes und letztes Kleid; in ihm betreten wir das Leben, und in ihm verlassen wir das Leben, und er sollte mit Ehrfurcht behandelt werden.« Und mit Spaß. Fitness soll Spaß machen. Fitness muss auch Spaß machen. Wenn Sie nur joggen, steppen oder ins Fitness-Studio gehen, weil das von der Vernunft diktiert wird, werden Sie vermutlich nicht lange am Ball bleiben. Wenn Sie Fitness bloß als lästige Plackerei sehen, kommt Ihnen rasch die nötige Motivation abhanden. Die Amis sagen: It needs pleasure to keep it up. Es muss Spaß machen, damit wir dranbleiben. Und außerdem: Alles, was Spaß macht, hält jung.

FITNESS IST EINE ALTERSBREMSE
Sie können 30 Jahre wie 30 sein

MIT 20, wenn die meisten aus der Schule sind, mit dem Job oder Studium beginnen, ist Fitness für die wenigsten ein Thema. Und wenn, dann vor allem, weil sie gut aussehen wollen. Sie denken in diesem Alter vielleicht an Bodyshaping, aber kaum an Osteoporose, Herzattacken und so was. Mit 30 sind sie langsam schon zu spüren, die lästigen, aber normalen Begleiterscheinungen des Älterwerdens. Eben dieses miese Gefühl: Mensch, wie mühsam morgens manchmal der Kreislauf in Gang kommt. Mensch, und du bist ja schneller aus der Puste als sonst, du bist leichter gestresst und genervt, wenig belastbar, häufig müde und überhaupt verdammt antriebsarm. Es ist wissenschaftlich erwiesen, dass der Alterungsprozess spätestens mit 35 Jahren

FITNESS HEISST...

einsetzt. Der Körper baut ab. Die Muskeln schwinden, die Knochen werden brüchig, der Kreislauf träger. Jedes Jahr nimmt allein die Knochensubstanz um ein bis eineinhalb Prozent ab. Bis zum 70. Lebensjahr hat sich die Muskelmasse etwa um ein Drittel verringert – wenn Sie nichts tun.

Und jetzt die gute Nachricht: Dieser körperliche Verfall ist kein unabänderliches Naturgesetz. Es ist nie zu spät. Jeder kann jederzeit (wieder) fit werden. Die Trainierbarkeit des Menschen hört nie auf, sagt Professor Wildor Hollmann, einst Weltpräsident der Sportärzte, »selbst wer erst mit achtzig anfängt, kann durch regelmäßiges Training noch positive Wirkungen erzielen«. Er prägte auch die ermutigende Formel: Sie können 20 Jahre 40 bleiben. Oder 30 Jahre 30. Wenn Sie sich fit halten. Bringen Sie mehr Bewegung in Ihr Leben. Bewegung und Fitness helfen, dass Sie sich und Ihren Körper wieder bewusst wahrnehmen. Sie gewinnen ein besseres Bild von sich. Sie erkennen Ihre Leistungsgrenzen, aber Sie erleben vor allem, dass es möglich ist, diese Grenzen zu verschieben. Ein aktives, bewusstes, genussvolles Leben ist die beste Versicherung gegen Krankheit. Fitness gibt dem Leben mehr Jahre und den Jahren mehr Leben.

Positiv sein!

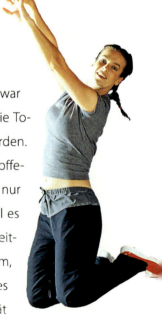

Früher haben mich Niederlagen umgehauen. Na gut, es gab wenig Erfahrung mit Niederlagen, schon ein zweiter Platz war für mich eine Niederlage. Ich glaubte ernsthaft: Jetzt folgt die Todesstrafe. Amerika ist für mich ein Land des Lernens geworden. Nach all den Jahren im Showbusiness bin ich sicher lässiger, offener, toleranter und denke großzügiger. Und: Ich habe gelernt, nur das zu tun, was für mich richtig und wichtig ist. Nein, ich will es nicht mehr allen recht machen. Denn das geht ja gar nicht. Seither fühle ich mich wohler. Ich denke positiv, suche bei allem, was ich tue, jeweils erfreuliche Aspekte. Stimmt nicht, positives Denken hat nichts mit dieser naiven Alles-wird-gut-Mentalität

FITNESS HEISST...

zu tun. Es bedeutet vielmehr: Ich denke **produktiv**. Ich schaue nach vorne. Ich suche nach Lösungen, wie ich meine Ziele erreichen kann. Positives Denken heißt für mich: Es muss weitergehen und es wird weitergehen. Ich glaube immer an die eigene Chance. Und vor allem: Ich packe es dann an. Warum soll ich mir den Kopf zerbrechen über Sachen, die gelaufen sind? Grübeln über gestern ist **Gift fürs Wohlbefinden** von heute. Da macht es Sinn, an die Chancen von morgen zu denken. Es heißt, Optimismus ist ein wesentliches Charaktermerkmal erfolgreicher Menschen. Warum? Weil die nicht zaudern oder verzweifeln. Sie sehen ihre Möglichkeiten und setzen ihre Phantasie und Energie ein, um zu erreichen, was sie wollen. Positivdenker sagen: Ich habe immer eine Chance. Ich habe alles im Griff oder ich kriege es schon in den Griff. Sie stellen sich aufbauende Fragen. Zum Beispiel: Was kann denn schlimmstenfalls passieren? Sie sagen sich: Ich akzeptiere Dinge, die ich nicht ändern kann, aber ich weiß, es kommen immer wieder Gelegenheiten, die werde ich erkennen und nutzen. Auch wenn etwas danebengeht, denke ich positiv: Vielleicht ist es gut, dass es schlecht läuft. Wer weiß, wofür das gut ist. Sicher werde ich mal alt. Denn Wissenschaftler bestätigen ja: **Optimisten leben länger.** Weil Sie sich wohler in ihrer Haut fühlen.

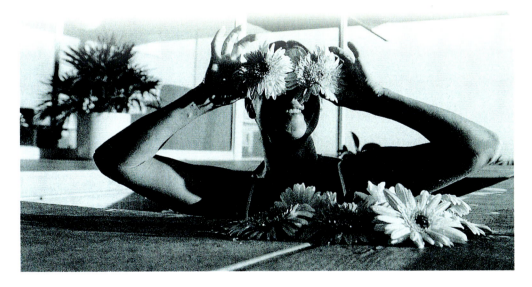

FITNESS HEISST...

DIE KLEINEN FREUDEN des Lebens – und ihre großartige Wirkung. Manche Fitness-Freaks halten simple Sachen wie Spazierengehen, Schmusen, ein spontanes Schwätzchen oder einen Sonnenuntergang anschauen, Rumalbern, Rumtollen oder ein schönes Glas Rotwein für überflüssige, unproduktive Zeitvergeudung. Was für ein Quatsch. Nicht der Vorsatz, verbissen gesund bleiben zu wollen, hilft, gesund zu bleiben, sondern die Fähigkeit, kleine Alltagsfreuden genießen zu können. Ja, zur Fitness gehört auch eine gesunde Lebenseinstellung. Gehen Sie großzügiger mit sich um. Messen Sie sich nicht dauernd mit anderen. Führen Sie sich immer wieder vor Augen: Sie sind wer – diese Gewissheit sollte reichen. Vergleichen Sie das Leben mit einem Spiel. Gute Leistungen lassen sich vor allem spielerisch erzielen, mit Freude, Begeisterung und Hingabe. Menschen, die aus einem Gefühl von Angst und Druck handeln, können nur maximal 60 Prozent ihrer Leistung bringen. Wenn Sie das Leben als ein Spiel schätzen, ändert sich die Perspektive. Im Spiel können gerade Probleme eine spannende Herausforderung sein. Sehen Sie also Probleme in einem anderen Licht. Fragen Sie sich: Welche gute Seite hat das Problem? Was kann ich tun, um die Situation zu verbessern? Wie könnte die Lösung des Problems Spaß bringen?

DIE FORMEL FÜRS WOHLGEFÜHL: MÄSSIG, ABER REGELMÄSSIG TRIMMEN.

Neulich habe ich irgendwo gelesen, wie sich eine amerikanische TV-Moderatorin positiv einstimmt. Mit einem Ritual. Jeden Morgen sagt sie sich diese Sätze:

- Heute will ich das Beste geben – mir und anderen.
- Heute achte ich besonders auf die schönen Dinge.
- Heute habe ich die Kraft, all das zu ändern, was in meinem Leben geändert werden muss.
- Heute fühle ich bewusst meinen Körper. Er ist gesund und stark und leistungsfähig.
- Heute höre und vertraue ich auf meine innere Stimme – und auch, was andere mir raten.
- Heute vertraue ich mir. Heute habe ich Zeit für mich.
- Heute sehe ich mich als Problemlöser, nicht als Opfer.

FITNESS HEISST…

- Heute sehe ich Menschen so, wie sie sind – nicht so, wie sie sein sollten oder wie ich sie sehen will.
- Heute ändere ich Dinge, die ich ändern kann, und akzeptiere Dinge, die ich nicht ändern kann.
- Heute bin ich bereit, Neues dazuzulernen.

SETZEN SIE PRIORITÄTEN. Listen Sie auf, was sofort erledigt werden muss und was warten kann. Zauberfrage: Was ist mir im Moment wirklich wichtig? Machen Sie sich doch nicht wegen Kleinigkeiten verrückt, behalten Sie lieber die wirklich wichtigen Zusammenhänge im Auge. Planen Sie, lassen Sie sich nicht verplanen. Vermeiden Sie, ständig irgendwelche Verpflichtungen zu übernehmen. Sagen Sie lieber freundlich ab, wenn Sie fühlen, es könnte eng werden. Müssen Sie denn dauernd auf der Überholspur leben? Wer in seinem Leben Ruhe bewahren will, muss auch Phasen der Entspannung zulassen. Bauen Sie innere Vorschriften ab. Bauen Sie Vertrauen auf. In sich. In Situationen. Seien Sie kompromissbereiter und befreien Sie sich von zwanghaften Denkmustern. Gelassenheit ist das gute Gefühl, dass genau das passieren wird, was passieren muss. Und das zur richtigen Zeit. Ein buddhistischer Meister der Gelassenheit sagte einmal: »Wenn es das Richtige für mich ist, wird es geschehen; wenn nicht, war es nicht das Richtige.« Eins ist immer richtig: Fitness. Begreifen Sie Fitness als Lifestyle, der Ihr Leben bereichert.

Meine Selbsttherapie für schlechte Tage: Wenn es dir mies geht, behandle dich so, wie du einen Freund behandeln würdest, dem es mies geht.

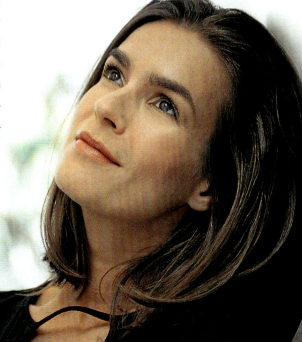

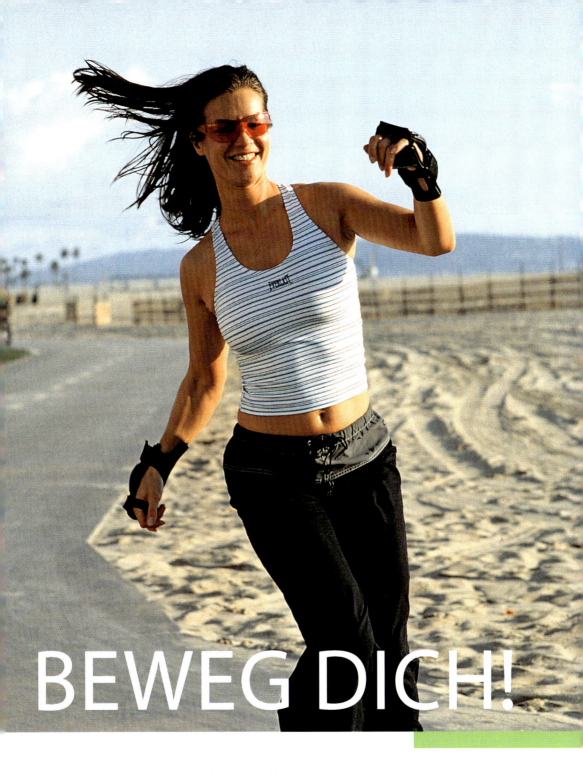

BEWEG DICH!

Warum regelmäßige Bewegung so wichtig ist

BEWEG DICH!

ES MUSS NICHT IMMER HÖCHSTLEISTUNG SEIN

Geben Sie dem Körper, was er braucht

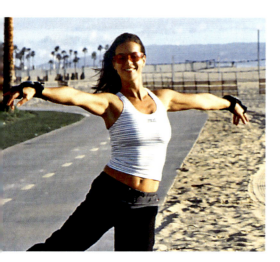

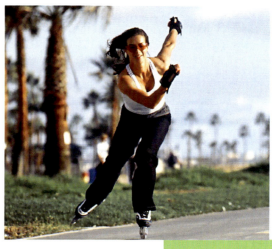

MANCHMAL muss ich an ihn denken, voller Bewunderung: An meinen Körper. Was der Körper alles kann. Was ein Körper alles lernen kann. Wie wunderbar er sich bewegen kann. Ja, jeder Körper ist wirklich eine Wundermaschine, ein Lernwunder, ein Bewegungswunder. Nehmen wir zum Beispiel Eiskunstlaufen, die Sprünge. Toeloop, Flip, Salchow, Rittberger. Jeder dieser Sprünge ist eine höchst diffizile, unglaublich komplizierte Bewegungsabfolge, die präzise abgestimmt sein muss.

Zum Beispiel der Rittberger: Anlauf rechts rückwärts auswärts, nach den Drehungen Landung rückwärts auf dem Absprungbein. Oder der Toeloop: Anlauf Vorwärts-Einwärts-Dreier, einstechen mit dem Spielbein, Absprung, Drehungen, Landung auf dem Absprungbein auswärts rückwärts. Wie sich schon liest – nicht so leicht. Nein, das ist es auch nicht. Schon der Anlauf muss total stimmen, die Schrittfolge, das Tempo beim Anlauf. Der Absprung muss exakt stimmen, der Absprungwinkel, das

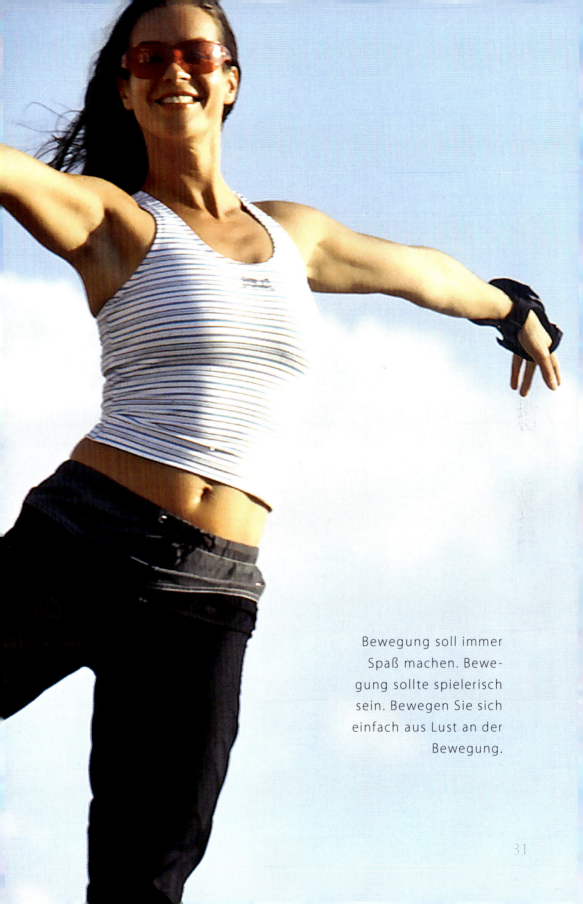

Bewegung soll immer Spaß machen. Bewegung sollte spielerisch sein. Bewegen Sie sich einfach aus Lust an der Bewegung.

BEWEG DICH!

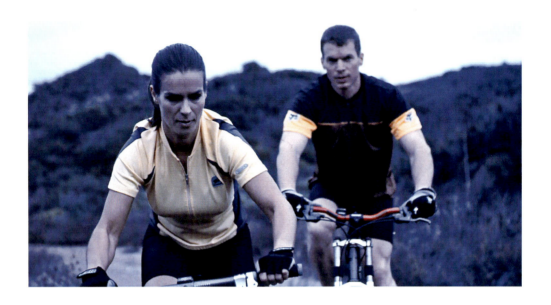

Timing. Dann mit der Kraft des Absprungs Höhe gewinnen, du solltest mindestens 0,6 Sekunden in der Luft sein, um Toeloop, Salchow, Rittberger zu drehen – zwei, drei schnelle Rotationen des Körpers. Die Haltung des Kopfes, der Anstellwinkel der Arme, die Verlagerung des Schwerpunktes – alles muss zu einer Bewegung werden. Und schließlich die Landung. Sie ist das heikelste Manöver bei jedem Sprung. Du kannst dich hinsetzen, wie wir das lapidar nennen. Aber das heißt eben: Du landest hart, sehr hart auf dem Eis. Mit dem Hintern.

AUF DEM EIS Geschichten erzählen. Mit meinem Körper, mit den Bewegungen meines Körpers. Die Musik sollte und soll mehr als nur Begleitung sein, ich wollte und will sie interpretieren. Ein paar Mal ist es perfekt gelungen. Zum Beispiel 1987 in Cincinnati, als ich den Weltmeister-Titel zurückeroberte. Oder 1988 in Calgary, als ich meine zweite olympische Goldmedaille gewann. Das große Duell mit Debi Thomas. Wir laufen beide zur Musik von »Carmen«. Jede Se-

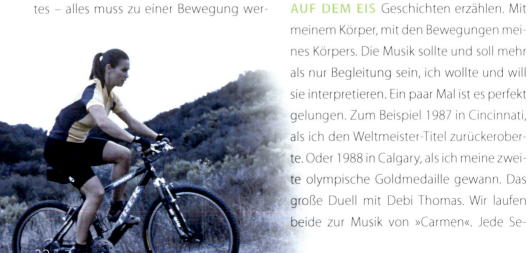

BEWEG DICH!

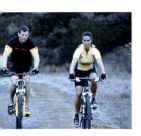

Rasant: Auf dem Mountainbike ist Bewegung spannend und macht Spaß. Sie können sich Ausdauer holen und schonen dabei die Gelenke.

kunde, jede einzelne Bewegung ist noch heute in meinem Kopf gespeichert. Ich laufe, es gelingt mir alles. Zwei dreifache Toeloops, ein dreifacher Salchow, ein Doppelaxel. Dann kommt die schönste Szene, die, in der Carmen singt: »Die Liebe ist ein wilder Vogel, den niemand zähmen kann, und es ist sinnlos, ihn zu rufen, wenn er nicht kommen will…« Jetzt müsste der dreifache Rittberger kommen. Ich merke schon beim Anlauf, das wird nichts, einfach zu wenig Kraft dafür. Wenn du stürzt, ist alles aus. Also lieber nur einen doppelten, ich gehe auf Nummer Sicher. Aber irgendwie kehrt meine Kraft dann doch zurück, ich laufe an zur Kombination dreifach Salchow und Flip, und es hämmert im Kopf: dreifach, dreifach, dreifach. Und es gelingt. Beide dreifach. Ich bewege mich wie im Traum. Nichts macht mehr Mühe, nichts strengt an. Und ich genieße es selbst. Momente zum Schwärmen. Bewegende Momente. Wunderbare Bewegungen.

JE MEHR SIE SICH BEWEGEN, UMSO BESSER DAS WOHLBEFINDEN!

AUCH ANDERE, weniger komplizierte Bewegungsabläufe können zur Schwärmerei verleiten. Haben Sie schon mal einem leidenschaftlichen Läufer zugehört, wenn er es schafft, sein Hochgefühl, sein leichtfüßiges Glück, dieses so genannte Runner's High, in Worte zu fassen? Das hört sich etwa so an: Die Beine spürst du gar nicht, obwohl du vielleicht den ganzen Tag auf den Beinen warst und eigentlich müde sein müsstest. Mit raumgreifenden Schritten bist du unterwegs. Du denkst: Wie stark ich mich fühle, wie leicht, wie elastisch, wie frisch. Du spürst dieses angenehme Gleichmaß, diesen ganz natürlichen Rhythmus deiner Bewegungen. Die Arme schwingen so selbstverständlich wie Pendel. Der Atem geht gleichmäßig, es läuft wie von selbst. Mit langen Schritten, leichten Schritten. Du fühlst dich schwerelos. Du fragst dich, meine Güte, schwebe ich? Du fühlst dich beflügelt. Du glaubst, du könntest fliegen. Wirklich, du glaubst, gleich hebe ich ab. Du bist außer dir vor Freude. Du bist ganz bei dir. Du und dein Körper sind ein klasse Paar. Ja, du spürst den Körper. Sehr intensiv. Du horchst hinein, in den Körper. Du wunderst dich und staunst, wie er reibungslos funktioniert. Wie alle Bewegungen großartig koordiniert sind.

DIE LUST sich zu bewegen. Ja, Bewegung macht Spaß. Bewegung ist etwas Natürliches. Mehr noch: Bewegung ist notwendig. Der Mensch ist nämlich zur Bewegung geboren. Die Notwendigkeit, sich bewegen zu müssen, packten unsere Urväter in eine einfache Formel: Sich regen bringt Segen. Das stimmt. Nach wie vor. Och, denken viele, mir geht es doch auch ohne Bewegung ganz gut.

STIMMT, uns geht es gut. Wir können uns viel gönnen. Gewöhnlich essen wir reichlich und trinken gern, oft auch mal einen über den Durst. Wir machen es uns gerne bequem. Unsere Mütter und Väter hatten es vielleicht noch schwer. Gewiss, aber unsere Großeltern, die kannten schwere, körperliche Arbeit. Aber wir? Sitz-Riesen sind wir, was unseren Tagesablauf betrifft. Viele gehen nur noch die paar Schritte zum Auto und vom Auto ins Büro. Wir müssen kaum mehr Treppen steigen, schließlich gibt es Fahrstühle. Wir sitzen den lieben langen Tag. Abends sitzen wir auch, am Esstisch, auf dem Sofa, vor dem Computer oder dem Fernseher. Schließlich bequemen wir uns ins Bett. Hilfe, geht es uns gut.

BEWEGUNG WIRKT WIE EIN WAHRES WUNDER…

Was durch Aktivität in Bewegung kommt

Bewegung ist segensreich für den Bewegungsapparat

- Die Muskulatur wächst. Normalerweise verlieren wir zwischen dem 20. und 70. Lebensjahr bis zu 40 Prozent Muskelzellen
- Die Zahl der Zellkraftwerke (Mitochondrien) steigt, dadurch bessere Sauerstoffausnutzung

BEWEG DICH!

- Überschüssiges Körperfett wird abgebaut
- Die Knochen, Bänder und Sehnen werden belastbarer

Bewegung ist positiv fürs Herz-Kreislauf-System

- Das Herz arbeitet ökonomischer, Pulsfrequenz und Blutdruck sinken, bessere Sauerstoffversorgung des ganzen Organismus
- Die Blutgefäße werden elastischer, bessere Fließeigenschaft des Blutes, geringere Blutfettwerte, die Arteriosklerosegefahr sinkt
- Das Gehirn wird besser durchblutet (mehr Kreativität, Denk- und Erinnerungsvermögen)

Bewegung ist gut für die Atmung

- Die Vitalkapazität der Lunge steigt, ökonomischere Atmung
- Die Lungen werden besser belüftet und mit Sauerstoff versorgt
- Die maximale Sauerstoffaufnahme steigt (tiefere Atmung)

Bewegung hilft dem Stoffwechsel

- Das »schlechte« LDL-Cholesterin sinkt ab, das »gute« HDL nimmt zu
- Der Harnsäurespiegel sinkt
- Der Ausscheidungsstoffwechsel (Schwitzen) verbessert sich
- Die Darmtätigkeit wird gefördert

Bewegung ist hilfreich für die Psyche

- Das seelische Wohlbefinden und Selbstwertgefühl nimmt zu
- Das Gesundheitsbewusstsein wird positiv beeinflusst
- Die Belastbarkeit und Stresstoleranz steigt
- Das Körpergefühl erhöht sich – mithin auch die Lebensqualität

BEWEG DICH!

	Was bringt's körperlich?	Was bringt's für die Psyche
Schwimmen	Stimuliert den ganzen Körper. Das Lungenvolumen wird beansprucht, die Atmung aktiviert. Ausdauer- und Koordinationsfähigkeit werden trainiert, insbesondere die häufig verspannten Schultern und die vernachlässigten Bauchmuskeln.	Schwimmen fördert die Lockerheit und Geschmeidigkeit im Wasser – aber nicht nur da. Schwimmen härtet auch ab. Insgesamt steigert dieser Sport das Wohlgefühl und stärkt die Widerstandskraft.
Radfahren	Ein Sport für alle Jahreszeiten des Lebens. Kräftigt Herz- und Kreislauf, besonders aber die Lungen und Oberschenkelmuskulatur; hat einen positiven Einfluss auf den Blutdruck. Weil Sattel und Lenker das Körpergewicht tragen bzw. stützen, ist Radfahren gelenkschonend.	Härtet mental enorm ab, weil die Ritte oftmals richtig schön schlauchen. Schult besonders die Konzentrationsfähigkeit.
Joggen	Das wirkungsvollste Training fürs Herz-Kreislauf-System, stärkt den Muskelapparat, stabilisiert das Immunsystem, verbessert die Regenerationsfähigkeit, verringert gesundheitliche Risikofaktoren, ideal für Gewichtsabnahme.	Laufen ist Willenssache und Willenstraining. Laufen verbessert die Denkfähigkeit, das Lernvermögen und die Kreativität. Laufen stabilisiert das seelische Gleichgewicht und die Stressstabilität.
Aerobic	Stärkt die wichtigen Muskelgruppen (Oberschenkel, Bauch, Schultern). Die Ausdauer wird deutlich verbessert, die Bewegungskoordination spielerisch geschult.	Durch mehr Körperbewusstsein eine bessere Haltung und durch eine bessere Körperoptik mehr Selbstbewusstsein. Geselligkeit durch soziale Kontakte.
Tennis	Guter Ausdauersport, der auch Schnellkraft, Koordinations- und Reaktionsvermögen und die Schnelligkeit fördert. Strafft vor allem die Beine und Gesäßmuskulatur.	Entspannung durch Anspannung. Der Wettkampfcharakter sorgt für einen gewissen Druck, der sofort wieder abgebaut wird.
Inlineskating	Regelmäßiges Inlineskaten eignet sich prima, um Herz und Kreislauf fit zu halten. Trainiert besonders die Beinmuskulatur (Quadrizeps), durch das notwendige Pendeln der Arme werden auch die trainiert. Steigert spielerisch und elegant Schnellkraft und Ausdauer.	Macht einen Heidenspaß. Schult das Gefühl für Leichtigkeit und die Risikobereitschaft, aber auch die Harmonie mit sich selbst.

BEWEG DICH!

Wie lerne ich den Sport?	Was brauche ich für den Anfang?	Kalorienverbrauch pro Stunde
Fast jeder hat Schwimmen bereits in der Schule gelernt. Wenn nicht: in einem Schwimm-Club anmelden.	Nicht viel. Badeanzug bzw. Bikini, Badekappe, Bademantel und Schwimmbrille.	360 bis 500
Schon als Kind, oder?	Ein Mountainbike, Werkzeug, einen Helm, eine ordentliche Radhose, Radhandschuhe und spezielle Radschuhe.	300 bis 600
Suchen Sie sich einen Personal Trainer oder gehen Sie in ein Fitness-Studio, um Anleitungen für den Einstieg ins Laufen zu erhalten. Danach können Sie sich einen gleichwertigen Laufpartner oder eine Laufgruppe suchen.	Gute Laufschuhe (zwei Paar), funktionelle Bekleidung, Pulsuhr.	400 bis 700
Im Fitness-Studio.	Funktionelle Schuhe und Kleidung.	400 bis 500
Von einem Partner; besser und stressfreier von einem Tennistrainer.	Tennisschläger, Tennisschuhe, Tennisbälle – mehr nicht.	320 bis 400
Da kann Ihnen ein Personal Trainer weiterhelfen oder melden Sie sich zu einem Kurs an.	Skates, Helm, Ellenbogen-, Knie- und Handgelenkschützer.	350 bis 450

BEWEG DICH!

LEIDER fühlen wir uns ganz und gar nicht gut. Wir schlafen schlecht. Wir sind aber tagsüber häufig müde, zerschlagen. Hier und da plagt ein Zipperlein. Der Rücken schmerzt, es drückt bedenklich auf der Brust. Irgendwas scheint auf dem Magen zu liegen. Es knackt so komisch, wenn wir in die Knie gehen, und wenn wir wieder hochkommen, wird uns manchmal schwindelig. Der Krankmacher Nummer eins hat einen hässlichen Namen: Hypokinese-Bewegungsmangel. Die fatalen Folgen, die Bewegungsmangel haben kann: Herzinfarkt, Haltungsschäden und Osteoporose, chronische Müdigkeit, Schlafstörungen und Bluthochdruck. Ohne hinreichend Bewegung gerät unser Herz, dieser faustgroße Muskel und Motor unseres Lebens, gewissermaßen in Sauerstoffnot.

BEWEGUNGSMANGEL – eine typische Zivilisationskrankheit? Viele tun immer noch so, als könnten sie nichts dagegen tun. Und tun nichts. Wir müssen akzeptieren: Der Mensch ist nicht dazu geschaffen, nichts zu tun. Als faule Hunde sind wir eine Fehlkonstruktion. Das ist eine biologische Tatsache. Unverändert gelten für jeden Menschen natürliche Grundgesetze. Eines der wichtigsten lautet: Gesundheits- und Leistungszustand eines Organismus werden bestimmt vom Erbgut, von der Umwelt – und vor allem von der Qualität und Quantität der muskulären Beanspruchung. Das heißt im Klartext: **Bewegung!**

BEWEGUNG ist Leben und Leben ist Bewegung. Bewegung ist ein Urinstinkt – nämlich zum gesunden Leben. Immer mussten die Menschen für ihren Lebensunterhalt schwer schuften: Nahrung sammeln, Beute schleppen, pflügen, Behausungen bauen, Holz hacken – sie waren ständig unterwegs, als Sammler, Jäger, Krieger. Zwar hat sich unser Lebensstil in den letzten Jahren dramatisch verändert, aber nicht unser Erbgut. Immer neue Maschinen und Methoden schützen uns vor körperlicher Anstrengung. Wenn die Muskulatur leistungsfähig bleiben soll, benötigt sie zum Beispiel eine isometrische, aktive Grundspannung. Die wird nicht dadurch erreicht, dass wir nur sitzen – sondern erst, wenn wir uns bewegen. Erst dann erhält der menschliche Organismus – auch unser Gehirn – ganz andere Durchblutungsbefehle; der gesamte Apparat wird aktiviert, Schlackenstoffe werden abtransportiert, die Sauerstoffversorgung verbessert, der Wohlfühl-Hormon-Stoffwechsel gesteigert.

> NICHT SITZEN, WENN SIE STEHEN KÖNNEN!

BEWEG DICH!

»JEDER GANG MACHT SCHLANK«
Zünden Sie Ihren Fettverbrennungsmotor

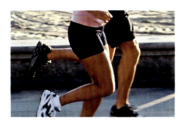

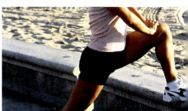

WIE VIEL Bewegung ist eigentlich nötig? Inzwischen sind sich alle Experten über das minimale Maß von regelmäßigem Ausdauersport einig. Laufen, Walking, Schwimmen, Radfahren, Aerobic, Inlineskating, Bergwandern – Hauptsache, Sie kommen mindestens dreimal, besser viermal die Woche ins Schwitzen. Die Belastungsintensität: um Puls 130. Die Belastungsdauer: jeweils mindestens 30 bis 60 Minuten. Dann wird der Körper optimal mit Sauerstoff geflutet, der Stoffwechsel angekurbelt. Nein, Bewegung sollte absolut nichts mit Leistungswahn zu tun haben. Die Formel, der jahrelang viele Fitness-Fanatiker nachrannten, ist purer Unsinn: No pain, no gain (Wenn's nicht weh tut, bringt's nichts).

Kleines »Instandhaltungsprogramm«
Minimale Bewegung, aber maximale Wirkung

Mit relativ geringem Aufwand den größtmöglichen Erfolg erzielen – vor dieser Aufgabe stand einst der Sportphysiologe Professor Laurence Morehouse. Seine Aufgabe: Er sollte für die US-Raumfahrtbehörde NASA ein Fitnessprogramm entwickeln – zugeschnitten auf weltraumreisende Astronauten, die sich wochenlang im All aufhalten würden. Das erste Problem: Die haben unterwegs wenig Zeit. Das zweite Problem: Die haben im Raumschiff wenig Platz.

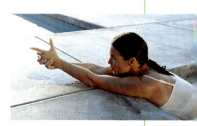

BEWEG DICH!

Der Astronauten-Professor entwickelte ein »Instandhaltungsprogramm«, das jetzt immer wieder gerne als klassisches Beispiel herangezogen wird, wie mit kleinem Aufwand eine große Wirkung erzielt werden kann. Morehouse maßschneiderte ein ganz einfaches Übungsprogramm, das Ausdauer, Kraft, Beweglichkeit und Schnelligkeit fordert und fördert:

- Täglich mindestens 1-mal den Körper dehnen
- Täglich 2 Stunden aufrecht stehen
- Täglich ein großes Gewicht für 5 Sekunden hochheben
- Täglich mindestens 3 Minuten rasch gehen
- Täglich 300 Kalorien durch körperliche Tätigkeit verbrennen

Das Programm hat sich bewährt. Fachleute bestätigten ein ums andere Mal: Es ist effektiv. Damit ist also der Beweis erbracht, dass tatsächlich bloß ein paar Minuten täglich nötig wären, um seine Leistungsfähigkeit zu erhalten. Keine großen Anforderungen also, die sich zudem bequem in den Alltag einbauen lassen.

Körpergefühl

Perfektes Timing, wie Mami und Papi das hingekriegt haben und was sich da dann bei mir genetisch durchgesetzt hat – ja, mit meinem Körper bin ich sehr zufrieden. Klar, auch ich habe meine Problemzonen. Besonders der Po, aber auch die Oberschenkel und die Oberarme sind, na sagen wir mal, sehr ausgeprägt. Aber das kommt auch durch mein vieles sportartspezifisches Training. Und natürlich hätte ich gerne längere Beine. Insgesamt aber fühle ich mich sehr wohl in meinem Körper.

Als präzise abgestimmte Wundermaschine und als größtes Kapital – ich glaube, so sollte jeder seinen Körper sehen. Manchmal denke ich: Mensch, was der Körper alles tut für mich. Und dafür bin ich sehr dankbar und tue jetzt möglichst alles für

BEWEG DICH!

ihn. Ich sorge für eine Balance zwischen Bewegung und Erholung, ich pflege und würdige meinen Körper. Wenn es meinem Körper gut geht, geht es mir auch seelisch gut. Wenn ich mich fit und gesund fühle, fühle ich mich auch im Kopf sehr stark. Körperbewusstsein – ich bin überzeugt, dass Sportler zu ihrem Körper einfach ein unverkrampfteres Verhältnis haben – und damit auch zur Nacktheit und zum Sex. Ich sehe Sex ziemlich unverklemmt und als ganz natürliche Sache, die, na ja, einfach nur Spaß machen soll. Und noch natürlicher ist Nacktheit für mich. Damals in der DDR gab es einen FKK-Kult. Auch bei uns Sportlern war FFK angesagt. Wenn wir unser Trainingslager in Zinnowitz an der Ostsee hatten, machten morgens die Jungen und Mädchen zwar getrennt ihre Wassergymnastik. Aber mittags sind wir dann alle freiwillig zum FFK. Bis 16 war ich da gerne immer dabei, aber dann haben mir die Jungs plötzlich zu sehr auf den Busen geglotzt…

Leider nehmen immer noch viel zu viele Freizeitsportler die schönste Nebensache der Welt viel zu ernst. Sie gehen viel zu schnell in die Vollen, sie sind zu ungeduldig mit sich und ihrem Körper, sie überschätzen ihre Leistungsfähigkeit. Sie geben ihrem Körper nach einer Belastung nicht genügend Zeit, sich zu erholen. Das ist ein Vergehen am Körper.

ENTSPANNUNG ist so wichtig. Beim Training kommt es vor allem auch auf das richtige Verhältnis zwischen Belastung und Entlastung an. Erholungspausen sind keine unnötige Zeitverschwendung. Im Gegenteil. Gerade in den Pausen stellt sich der Körper auf eine wachsende Belastung ein, wichtige Stoffwechselvorgänge (bessere Durchblutung, Abtransport von Schlackestoffen, hormonelle Umstellungen usw.) laufen ab. Ist also die Phase der Erholung zu kurz, kehrt sich der gesundheitliche Aspekt des Trainings ins Gegenteil um: Die Leistungsfähigkeit des Körpers nimmt drastisch ab und er wird anfällig für Krankheiten. Das wird vielfach nicht beachtet.

BEWEG DICH!

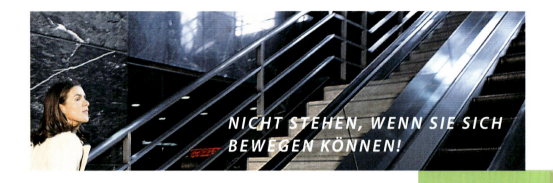

NICHT STEHEN, WENN SIE SICH BEWEGEN KÖNNEN!

JE MEHR Bewegung Sie in Ihr Leben bringen, umso besser das Lebensgefühl. Bewegung steigert Lebenszufriedenheit und Wohlbefinden. Das wird auch in einer Studie bestätigt, die das Kölner Institut für Immunbiologie mit fast 10 000 Bundesbürgern machte. Zwei Drittel jener, die sich regelmäßig sportlich betätigen, gaben an, mit ihrem Leben zufrieden zu sein. Von den Sportmuffeln konnten das gerade mal 48 Prozent behaupten. Nein, Fitness und Gesundheit kann man leider nicht kaufen, ebenso wenig wie die Motivation, aktiv zu werden. Für den Zustand des eigenen Körpers sind weder Ärzte noch die böse Umwelt zuständig – sondern nur Sie selbst. Es klingt banal, aber so ist es nun mal: Wenn Sie also Ihre körperliche Leistungsfähigkeit verbessern und erhalten wollen, sind Sie selbst gefordert.

BAUEN SIE so viel Bewegung in Ihren Alltag ein, wie es geht. Aktivieren Sie Ihren Stoffwechsel. Aber tun Sie es spielerisch.

- Lieber regelmäßig als nur ab und zu mal
- Lieber langsamer und länger als kurz und zu intensiv
- Lieber mit Spaß als mit verbissenem Einsatz

Überwinden Sie Ihre Trägheit. Bringen Sie mehr Bewegung in den Alltag. Sie werden reich belohnt. Oft sind es Kleinigkeiten, die sich leicht ändern lassen.

BEWEG DICH!

10 TIPPS, WIE SIE MEHR BEWEGUNG IN DEN ALLTAG BRINGEN

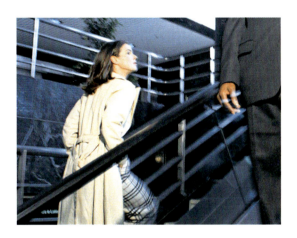
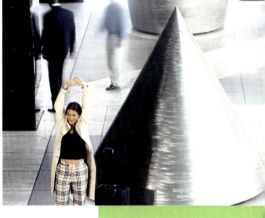

1 Auf dem Weg zur Arbeit: Lässt es sich einrichten, dass Sie mit dem Fahrrad fahren? Könnten Sie nicht, wenn Sie auf öffentliche Verkehrsmittel angewiesen sind, zum Bahnhof oder zur Haltestelle gehen? Und könnten Sie nicht immer eine Station früher aussteigen?

2 Gehen Sie, wann immer es geht, Treppen, statt Lift oder Rolltreppe zu nehmen. Kein Treppenwitz: Treppengehen ist der beste Workout, den Sie sich antun können. Auf natürliche Weise werden Herz und Kreislauf trainiert, besonders aber die Bein- und Gesäßmuskulatur.

3 Stehen Sie zwischendurch immer mal auf, vertreten Sie sich Ihre Beine. Wippen Sie auf Ihren Zehen.

4 Verzichten Sie, wenn Sie Besorgungen (Bäcker, Post, Bank, Einkaufen) machen müssen oder ins Fitness-Studio wollen, aufs Auto – wenn es geht. Sparen Sie sich die Parkplatzsucherei. Gehen Sie zu Fuß. Oder nehmen Sie wenigstens das Fahrrad.

5 Kultivieren Sie im Büro *Management by Walking Around*: Besuchen Sie doch die Kollegen, mit denen

BEWEG DICH!

Sie etwas besprechen wollen, statt mit ihnen zu telefonieren. Nehmen Sie auch hier immer die Treppen statt den Lift. Gehen Sie freiwillig Umwege, wenn Sie zum Kaffeeautomaten, Kopierer oder aufs Klo müssen.

6 Stehen und gehen Sie beim Telefonieren. Damit schlagen sie mehrere Fliegen mit einer Klappe. Erstens können Sie, wenn Sie nicht stur und schief am Platz kleben, klarer denken. Zweitens können Sie zusätzlich besser gestikulieren. Der Gesprächspartner sieht das zwar nicht, aber trotzdem: Ihre Gestik und intensive Körpersprache macht freier und fördert die Überzeugungskraft.

7 Nutzen Sie die Mittagspause zu einem Spaziergang. Wenn Sie keinen Park in Ihrer Nähe haben, gehen Sie wenigstens um den Block. Verabreden Sie sich in einem Bistro oder Restaurant, das zu Fuß 10 Minuten vom Büro entfernt ist.

8 Machen Sie, wenn Sie eine fremde City besuchen, eine Stadtbesichtigung – aber zu Fuß. Sie werden bestimmt auch mehr sehen, Ihnen wird mehr auffallen als bei einer Stadtrundfahrt, Sie werden mehr involviert sein und letztlich auch mehr davon haben – wenn Sie sich eine Stadt mal Schritt für Schritt erlaufen.

9 Gehen Sie zwischendurch mal ein paar Minuten in höherem Tempo. Das wäre dann Walking. Dadurch wird auf simple Weise der ganze Körper trainiert. Betonter Armeinsatz steigert den Puls um 10 bis 15 Schläge pro Minute.

10 Schaffen Sie sich einen Hund an. Jeder Hund sollte jeden Tag mindestens dreimal Gassi gehen.

Bewegung hat einen Nebeneffekt, der inzwischen für viele Hauptgrund geworden ist, sich zu bewegen: Denn Bewegung ist der Zündfunke für den Stoffwechsel. Nur durch Bewegung verbrennt Fett. Nein, Fett kann nicht im Knochen verbrennen, auch nicht im Gehirn oder in der Leber – Fett verbrennt einzig und allein in der Muskulatur. Das müssen wir wissen – und nützen. Aber wie? Ganz einfach. Wir können unseren Körper (wieder) zu einer Fettverbrennungsmaschine umfunktionieren. Auch hier müssen wir umdenken. Es ist verdammt hart, wenn wir versuchen, Fett nur zu vermeiden, also gar nicht erst auf den Teller zu legen oder in den Mund zu stecken. Nein, wir müssen vor allem Fett verbrennen. Möglichst viel. Möglichst oft. Möglichst regelmäßig.

BEWEG DICH!

WIR VERBRENNEN FETT, wenn wir uns ganz leicht, ganz locker bewegen, und wenn der Muskel dabei mit reichlich Sauerstoff versorgt wird (aerober Bereich). Denn nur bei Sauerstoffüberschuss bilden sich Millionen jener fettvernichtenden Enzyme. Die Voraussetzung: Wir müssen die Belastung richtig dosieren. Was richtig ist, sagt die Herzfrequenz, der Trainingspuls. Im Normalfall können Sie sich nach folgender Faustregel richten: 200 minus Lebensalter ergibt den Maximalpuls. (Wenn Sie fortgeschrittener Ausdauersportler und generell gut trainiert sind, gilt für Sie der Wert 220 minus Lebensalter, auch bei der Pulsbemessung auf dem Laufband.) Von dieser Marke sollten Sie 65 Prozent erreichen, damit das Training etwas bringt, und höchstens 85 Prozent, damit Sie sich nicht überlasten. Wenn wir aber außer Atem geraten, geht der Körper ein Sauerstoffdefizit ein. Er schaltet automatisch von Fett- auf Zuckerverbrennung um. Tatsächlich reicht es schon aus, wenn Sie täglich durch sportives Tun wenigstens 150 Kalorien verbrennen. Wie lange Sie sich bewegen sollten, hängt von der Intensität (mehr Krafteinsatz, weniger Zeit) und Frequenz (weniger Kraft, mehr Zeit) ab. Eine Viertelstunde Treppensteigen oder Schneeschaufeln haben die gleiche Wirkung wie 30 Minuten Volleyball.

- Welche Form der Bewegung Sie wählen, hängt natürlich von der Vorliebe für gewisse Sportarten ab. Vor allem aber sollte die körperliche Verfassung eine entscheidende Rolle spielen.
- Wer zum Beispiel (noch) stark übergewichtig ist, sollte (noch) nicht laufen, sondern mit Walking beginnen.
- Wer zu Rückenschmerzen neigt, sollte aufs Radfahren verzichten und zunächst seine Bauchmuskeln stärken.
- Wer Knieprobleme hat, sollte Stop-and-Go-Sportarten wie Squash meiden, stattdessen lieber Schwimmtraining machen.

Wir modernen Freizeitmenschen müssen umdenken und lernen, einen Teil der gewonnenen Zeit freiwillig für Bewegung und körperliche Fitness aufzuwenden.

Tägliche Bewegung sollte genauso selbstverständlich sein wie Zähneputzen. Zähneputzen ist kein besonders großer Spaß, aber es ist notwendig und gut für die Gesundheit. Keiner von uns denkt mehr darüber nach, ob er wirklich seine Zähne putzen soll – wir machen es einfach. So sollte das auch mit dem Bewegen sein – just do it!

BEWEG DICH!

BEI WELCHEM PULS DAS FETT GUT SCHMILZT

Bewegen Sie sich möglichst im Bereich von 65 bis 85 Prozent Ihrer maximalen Herzfrequenz

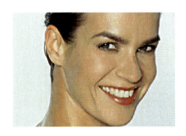

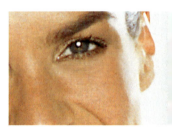

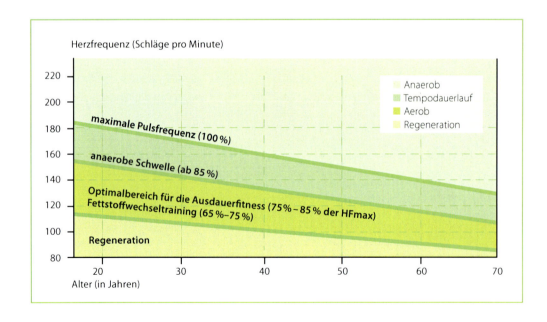

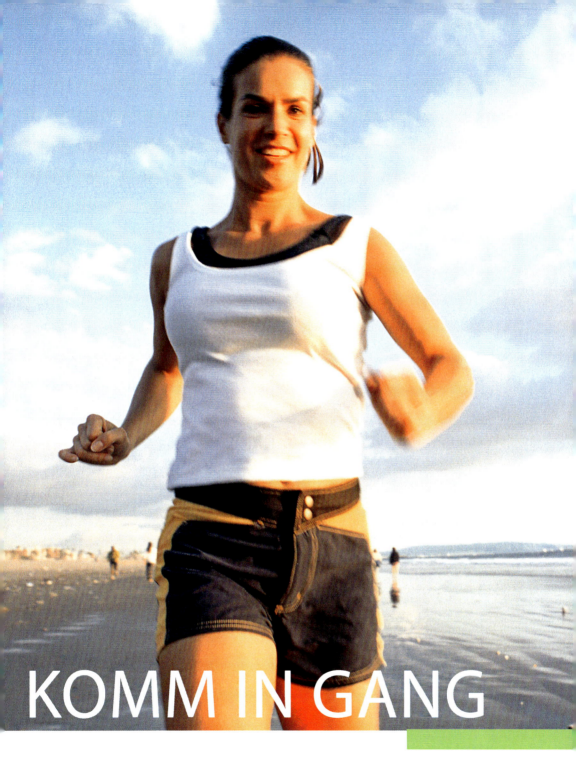

KOMM IN GANG

Ihr persönliches Trainingsziel

KOMM IN GANG

MACHEN SIE SICH KLAR, WAS SIE WIRKLICH BEWEGT
Erfolgreich motivieren

Was ist Ihr Ziel? Sie müssen zunächst Ihr Ziel herausfinden und festlegen. Nur wer ein klares, attraktives Ziel vor Augen hat, kann erreichen, was er will.

DIE ERSTEN Schritte sind immer die wichtigsten. Leider sind die ersten Schritte fast immer auch die schwersten. An dieser Tatsache scheitert vieles. Vorsätze sind gut, aber gute Vorsätze allein sind nichts wert, wenn sie nicht umgesetzt werden. Aufschieberitis oder das Vertrauen darauf, dass einer anschiebt – nein, das bringt keinen Millimeter voran. Es hilft nichts, Sie müssen schon selbst in die Gänge kommen.

AM ANFANG stehen immer Fragezeichen und viele Fragen. Die sind wichtig, um sich Klarheit zu verschaffen. Wie zufrieden sind Sie mit Ihrem Fitnesslevel? Was möchten und könnten Sie in Ihrem Alltag ändern? Was wollen Sie eigentlich erreichen? Was sind Ihre persönlichen Trainingsziele?

Zum Beispiel diese:
- Ich will mich wieder gerne im Spiegel anschauen – einfach eine bessere Figur abgeben
- Ich will Körperfett verlieren und wieder in meine alten Sachen passen
- Ich will beweglicher werden

KOMM IN GANG

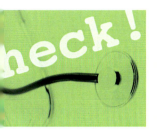

Wenn Sie die letzten fünf Jahre keinen oder nur ganz wenig Sport getrieben haben und/oder vor allem am Schreibtisch arbeiten, ist vor dem ersten Training ein seriöser, gründlicher Check bei einem Sportarzt anzuraten.

- Ich will entspannter sein und mehr Zeit für mich haben
- Ich will mehr für mich tun, für meinen Körper, für meine Seele
- Ich will aktiv, attraktiv, selbstbewusst und fit sein

Überlegen Sie genau. Schreiben Sie auf, was Sie bewegt. Sie kommen nämlich nur in Bewegung, wenn es für Sie ein Motiv gibt, einen oder mehrere wichtige Beweggründe.

BESTANDSAUFNAHME. Wie wohl fühlen Sie sich gegenwärtig in Ihrer Haut? Wie schätzen Sie Ihren momentanen Fitnesszustand ein? Seien Sie bitte ganz ehrlich mit sich!

Betreff Körpergewicht:
Sind Sie übergewichtig? Zu dünn? Oder haben Sie Normalgewicht?

Betreff Ernährungsgewohnheiten:
Essen Sie zu viel? Zu viel Fett? Zu viele Süßigkeiten? Nehmen Sie reichlich Flüssigkeit zu sich? Trinken Sie wenig oder viel Alkohol?

Betreff allgemeine Lebensgewohnheiten:
Sind Sie ein Sitz-Riese? Oder bewegen Sie sich relativ oft und viel? Treiben Sie regelmäßig Sport, also dreimal in der Woche mindestens 30 Minuten? Fühlen Sie sich richtig fit? Ziemlich fit? Oder außer Form?

Wann ist ein ärztlicher Routine-Check sinnvoll?
- Wenn Sie älter als 35 Jahre sind
- Bei Übergewicht
- Bei hohem Blutdruck
- Bei überhöhten Cholesterinwerten
- Bei Rücken oder Gelenkschmerzen
- Nach einer Operation oder schweren Krankheit
- Während der Schwangerschaft

MACHEN SIE – nach dieser ersten, subjektiven Einschätzung – doch mal einen praktischen Selbsttest, um Ihren aktuellen Fitnesszustand zu überprüfen. Dieser Quick-

Wie steht es mit Ihrer AUSDAUER?

	Ruhepuls					
	unter 50	50 bis 59	60 bis 69	70 bis 79	80 bis 89	90 bis 100
	Belastungspuls					
bis 39 Jahre	135	135	140	140	140	145
40 bis 49	130	130	135	135	135	140
50 bis 59	125	125	130	130	130	135
60 bis 69	120	120	125	125	125	130
über 70	115	115	120	120	120	125

Zu dem in der Tabelle genannten Sollwert müssen Sie – entsprechend Ihrem Trainingszustand (untrainiert, mäßig trainiert, gut trainiert) – noch 0, 5 oder 10 Pulsschläge hinzuzählen.

Sollwert aus der Tabelle	untrainiert +/–0 mäßig trainiert +5 gut trainiert +10		korrigierter Sollwert	minus	gemessener Belastungspuls		Ausdauerwert
+		=		–		=	

Wie gut ist Ihre BEWEGLICHKEIT?

		sehr gut	gut	mittel	schwach
30 bis 39 Jahre	♀ ♂	+10 bis 0 +5 bis –3	0 bis –5 –3 bis –7	–5 bis –10 –8 bis –12	ab –10 ab –12
40 bis 49 Jahre	♀ ♂	+5 bis 0 0 bis –5	0 bis –7 –5 bis –10	–8 bis –13 –11 bis –14	ab –14 ab –15
50 bis 59 Jahre	♀ ♂	0 bis –5 –3 bis –8	–6 bis –9 –9 bis –12	–10 bis –15 –13 bis –17	ab –16 ab –18

Wie gut ist Ihre KOORDINATION?

		sehr gut	gut	mittel	schwach
30 bis 39 Jahre	♀ ♂	mehr als 18 mehr als 22	17 – 15 21 – 16	14 – 9 15 – 11	ab 8 ab 9
40 bis 49 Jahre	♀ ♂	mehr als 16 mehr als 20	15 – 11 19 – 15	10 – 7 14 – 9	ab 6 ab 8
50 bis 59 Jahre	♀ ♂	mehr als 14 mehr als 18	13 – 10 17 – 13	9 – 6 12 – 8	ab 5 ab 7

KOMM IN GANG

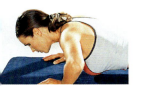

Wer Ausdauer und Kraft hat, stemmt auch den Alltag.

Test besteht aus vier Übungen und dauert nicht lange. Sie brauchen dafür eine Decke (als Unterlage), eine Uhr, ein Maßband und ein Lineal, Papier und Bleistift. Wärmen Sie sich vorher ein bisschen auf, zum Beispiel durch Gehen auf der Stelle und Dehnen oder leichtes Laufen auf der Stelle. Nach dem kleinen Test werden Sie wissen, ob Sie gemäß Ihrem Alter über genug Ausdauer, ausreichend Kraft und die nötige Beweglichkeit und Koordination verfügen.

MESSEN Sie erst mal Ihren Ruhepuls. Legen Sie Zeige- und Mittelfinger an die Hals- oder Handschlagader. Wenn Sie Ihren Puls ertastet haben, zählen Sie 15 Sekunden lang die Zahl der Schläge. Multiplizieren Sie diese Zahl mit vier. Notieren Sie Ihren Ruhepuls.

1. AUSDAUERTEST: Beginnen Sie auf der Stelle zu gehen oder zu laufen. Wer länger keinen Sport mehr getrieben hat, geht zwei Minuten lang, zieht dabei die Knie deutlich höher als normal und lässt die Arme kräftig schwingen. Besser Trainierte laufen auf der Stelle – sechs Minuten lang. Nach zwei bzw. sechs Minuten messen Sie wieder den Puls und notieren dabei die Zahl der Schläge pro Minute. Diese Zahl ist der Belastungspuls.

2. BEWEGLICHKEITSTEST: Mit ausgestreckten Beinen auf den Boden setzen und die Arme in Richtung Zehenspitzen schieben. Messen Sie in der Position, die Sie drei Sekunden halten können, den Abstand vom Mittelfinger zur Fußspitze. Die Zentimeter, die Ihnen bis dahin fehlen, erhalten ein Minus; die Werte, um die Ihre Fingerspitzen über die Zehen hinausragen, ein Plus.

3. KOORDINATIONSTEST: Stellen Sie sich auf ein Bein, wenden Sie den Kopf mindestens 30 Sekunden lang abwechselnd erst ganz nach rechts, dann nach links und wieder zurück. Stoppen Sie die Sekunden, die Sie auf einem Bein stehen können. Wenn möglich, bitten Sie doch einen Bekannten, für Sie die Zeit zu nehmen.

KOMM IN GANG

Wie viel KRAFT haben Sie?

		sehr gut	gut	mittel	schwach	sehr schwach
20 bis 39 Jahre	♀	ab 15	14–12	11–8	7–6	ab 5
	♂	ab 20	19–15	14–11	10–7	ab 6
40 bis 49 Jahre	♀	ab 12	11–9	8–6	5–4	ab 3
	♂	ab 18	17–14	13–10	9–6	ab 5
50 bis 59 Jahre	♀	ab 10	9–7	6–5	4–3	ab 2
	♂	ab 16	15–12	11–8	7–4	ab 3

4. KRAFTTEST: Legen Sie sich bitte auf den Bauch, schließen Sie die Beine, legen Sie die Hände neben die Schultern, spannen Sie den Po und Bauch an, strecken Sie dann die Arme und stemmen Sie den Körper dadurch hoch. Frauen dürfen bei dieser Variante die Knie am Boden behalten.

MANCHE FITNESS-MYTHEN SIND NICHTS WEITER ALS MÄRCHEN

MYTHOS NR.1: Je mehr ich außer Form bin, desto länger dauert es, ehe ich Trainingsresultate sehe.
STIMMT NICHT. Besonders Anfänger und Unsportliche können ganz flott Fortschritte machen. Das ist ja das Schöne an unserem Körper: Er ist allzeit bereit, stärker und fitter zu werden – ganz egal, wie desolat oder gut sein Fitnesslevel gerade ist. In der Praxis ist erwiesen, dass extrem Untrainierte mit konsequentem Training in zwölf Wochen ihre Ausdauer und Stärke um fünfzig Prozent verbessern können.

MYTHOS NR.2: Ein richtiger Muskelkater ist ein Zeichen für effizientes Training.
STIMMT NICHT. Muskelkater ist ein Zeichen von Überlastung und ungenügender Vorbereitung. Regelmäßiges Training soll für Entspannung sorgen, nicht für Schmerz. In der Anfangsphase sind kleine Anzeichen für Muskelkater normal, der Körper muss sich an die neuartigen Belastungen anpassen. Steigern Sie Ihr Pensum vernünftig, d. h. in kleinen Schritten. Stretchen Sie regelmäßig.

MYTHOS NR.3: Je dicker ich bin, desto langsamer mein Stoffwechsel.
STIMMT NICHT. Schwere Brocken haben meist einen höheren Stoffwechsel und verlieren schneller und leichter Pfunde als dünne Heringe. Warum? Ganz einfach: weil der Körper bei jeder Bewegung härter arbeiten muss und dabei mehr Kalorien verbraucht.

MYTHOS NR.4: Um fit und gesund zu sein, muss ich jeden Tag trainieren.
STIMMT NICHT. Dutzende von Studien haben gezeigt: Dreimal eine halbe Stunde sportliche Bewegung pro Woche hilft der Fitness schon enorm auf die Sprünge.

MYTHOS NR.5: Exzessives Schwitzen ist ein Zeichen, dass ich außer Form bin.
STIMMT NICHT. Je fitter Sie werden, umso mehr werden Sie schwitzen. Denn je besser der Körper in Form kommt, umso effizienter auch sein Kühlsystem. Das Blut wird schneller durch die kleinen Gefäße zur Hautoberfläche gepumpt, um die Hitze abzuleiten.

WELCHER TYP SIND SIE?

Leptosom

Die besonderen Merkmale: schlanker, hagerer Körperbau, zierliche Gelenke, wenig Körperfett und Muskelmasse, guter Futterverwerter. **Ihre Stärken:** Beweglichkeit und Reaktionsschnelligkeit. Sie bringen weniger Gewicht auf die Waage; das bedeutet auch: Sie sollten Gelenke und Kreislauf weniger belasten. **Ihre Schwächen:** Muskelzuwachs ist eher schwierig. Oftmals schlechte Körperhaltung. Niedriger Blutdruck (häufig kalte Hände und Füße). Leider nervös. **Trainingsempfehlungen:** dreimal 30 Minuten Jogging pro Woche. Krafttraining. Zur Entspannung z. B. Yoga oder Autogenes Training. Niemals bei Müdigkeit trainieren, sonst riskieren Sie ein Übertraining, das Sie zurückwirft und vernünftigen Aufbau torpediert. Versuchen Sie, Ihren alltäglichen Stress zu senken und sich gezielt Entspannung zu verschaffen. Worauf Sie bei der **Ernährung** achten sollten: Verteilen Sie Ihre Mahlzeiten täglich auf fünf bis sieben kleine Portionen, also alle zwei bis drei Stunden etwas essen. Essen Sie besonders ballaststoff- und vitaminreich.

Athletisch

Die besonderen Merkmale: athletischer, muskulöser Körperbau, langer Oberkörper, breite Brust, ausgewogene Proportionen (breite Schultern, schmale Hüften). Schneller Muskelzuwachs möglich. **Ihre Stärken:** Schnelligkeit und Power. Niedriger Körperfettanteil. Sie sind energisch, trotzdem entspannungsfähig. **Ihre Schwächen:** Neigung zu geringer Beweglichkeit aufgrund des starken Muskel- und Bindegewebes. Bei nachlassender Aktivität anfällig für Gewichtszunahme. **Trainingsempfehlungen:** dreimal pro Woche Grundlagentraining 40–60 Min. Jogging. Krafttraining: möglichst zweimal pro Woche und regelmäßig Stretching. Je abwechslungsreicher das Training, umso besser sind die Resultate. Hören Sie auf Ihren Körper, legen Sie Ruhetage ein, falls die Motivation, Kraft oder Energie nachlässt. Worauf Sie bei der **Ernährung** achten sollten: Sie benötigen einen hohen Kohlenhydratanteil (ca. 60 Prozent), also viel Gemüse, Reis, Bohnen, Linsen und Pasta.

Pyknisch

Die besonderen Merkmale: breite, kräftige Knochenstruktur, schlechter Futterverwerter, rundliche, korpulente Figur. Muskelzuwachs nur langsam möglich. **Ihre Stärken:** Tiefer Körperschwerpunkt; Sie mit Ihrer kräftigen Körperstruktur dürfen sich allerhand zumuten und können sich mit normalem Trainingsaufwand leicht und schnell verbessern. **Ihre Schwächen:** Sie neigen leider zu mehr Körperfett. Wegen Übergewicht anfällig für Herz-Kreislauf-Erkrankungen, Gelenk- und Rückenprobleme. **Trainingsempfehlungen:** intensives Ausdauertraining 3- bis 4-mal pro Woche (Herzfrequenzbereich 55 bis 65 Prozent, um den Fettabbau zu beschleunigen). Zunächst Radfahren, Schwimmen oder Walking. Gezieltes Muskeltraining: dreimal Kraftausdauer. Versuchen Sie unbedingt, regelmäßig zu trainieren und sich so viel wie möglich zu bewegen. Aber übertreiben Sie anfangs nicht. Vor allem, wenn Sie längere Zeit sportlich faul gewesen sind. Worauf Sie bei der **Ernährung** achten sollten: den Fettanteil der Nahrung senken, Kohlenhydratzufuhr (auf 70 Prozent) erhöhen.

Sport: eine tolle Schule fürs Leben

Einen großen Teil meiner inneren Stärke verdanke ich dem Sport. Was du mit deinem Körper machst, geht am Kopf nicht vorbei. Ich habe zum Beispiel das Durchhalten gelernt. Eine wichtige Erfahrung: Schmerz wird nur dann unerträglich, wenn ich mich ergebe. Oft konnte ich feststellen: Ich komme durch den Schmerz – ich bin stärker. Nein, ich bin nicht zimperlich. Die Willenskraft ist irgendwann so gut trainiert wie der Körper. Was für Muskeln und Bänder, für Knochen und Gelenke gilt, das funktioniert auch für die Seele. Du hältst oft mehr aus, als du dir vorstellen kannst. Das unterscheidet Sportler von den meisten anderen Menschen. Sportler sind belastbarer. Sie haben gelernt, nicht so schnell aufzugeben. Wie mich der Sport sonst noch geprägt hat? Ich habe gelernt, dass man seinen Erfolg selbst in der Hand hat. Es kommt darauf an, sich Ziele zu setzen. Und dann kommt es auf den Willen und die Disziplin an, in jahrelanger Kleinstarbeit auf seine Ziele hinzuarbeiten. Wenn du Disziplin lernst, lernst du zuerst, hart gegen dich selbst zu sein. Als Sportler muss man verlieren können. Und selbst wenn du gewonnen hast, darfst du dich nicht auf deinem Erfolg ausruhen. Morgen kommt einer, der hungriger ist als du. Also musst du wieder besser sein als vorher. In diesen Bahnen lebte ich früher. Ich schaute nur nach vorne. Diese Sichtweise habe ich wahrscheinlich für den Rest meines Lebens mitgenommen. Als junger Mensch brauchst du immer jemanden, der dir die Faust in den Nacken legt. In der DDR hatte ich Frau Müller, meine strenge Trainerin. Wenn du elf, zwölf, dreizehn, vierzehn bist, geht es nur mit Druck. Sonst würdest du nie an deine Grenzen und darüber hinausgehen. Im Training musste ich meine Kür voll durchlaufen, und wenn ich fertig war, sagte Sie: »Und jetzt noch drei Sprünge.« Manchmal habe ich Sie gehasst, habe geheult. Heute bin ich dankbar. Ja, ich musste sehr oft zu meinem Glück gezwungen werden. Aber das geht vielen so.

KOMM IN GANG

MOTIVATION
Wie Sie Ihren inneren Schweinehund besiegen

MANCHMAL helfen die besten Vorsätze nichts. Einfach keine Lust. Mmhh, habe einen verdammten Durchhänger. Mensch, so ein Mistwetter, heute ist es doch viel zu kalt oder viel zu heiß oder viel zu stürmisch oder noch viel zu früh oder schon viel zu spät. Sie kämpfen mit sich. Vor allem aber: Sie kämpfen mit einem Gegner, der sehr stark sein kann. Dieser Gegner ist zwar unsichtbar, aber allgegenwärtig und bekannt unter dem schönen Namen innerer Schweinehund. Er flüstert Ihnen viele Ausreden ins Ohr. Und sicher denken Sie: Ach, wenn mich doch jetzt nur einer aufbauen würde.

STOPP! Großes Missverständnis. Wer auf den großen Kick durch andere wartet, denkt völlig falsch. Nein, wirksame Hilfestellung können Sie von nirgendwo erwarten. Positiven Antrieb, also Motivation, finden Sie nur in sich selbst.

WAS IST Motivation eigentlich? Das Wort sagt es schon: Motivation ist eng gekoppelt mit dem Motiv, also mit dem Beweggrund: Was treibt mich dazu? Richtig motiviert sind wir, wenn wir wirklich einen Sinn in unserem Tun erkennen. Das ist eine ganz wichtige Basis. Motivation heißt: Ich will. Erst die innere Überzeugung sorgt dafür, dass wir auch mit Freude und Engagement handeln. Unsere innere Überzeugung erzeugt die nötige Willenskraft und das Durchhaltevermögen. Motivation ist also das Motiv für Aktion. Motivation ist die Energie, die alles in Bewegung bringt. Außerdem sind Hingabe, Leidenschaft, Enthusiasmus zentriert und wichtig. Wir sollten, nein, wir müssen von dem, was wir tun, überzeugt sein – begeistert sein. Wenn wir begeistert sind, können wir fast alles schaffen.

Sie können sich nur selbst motivieren. Selbstmotivation ist die wichtigste Energie-

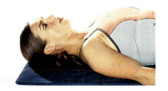

Tun Sie, was immer Sie tun, bewusst, konzentriert und mit Spaß!

KOMM IN GANG

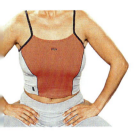

Starthilfe: Erinnern Sie sich in schwachen Momenten daran, wie Klasse Sie sich hinterher immer gefühlt haben, wenn Sie sich doch noch zum Training aufgerafft hatten.

quelle, die Ihnen zur Verfügung steht. Sie sprudelt nur, wenn Sie sich klare Ziele setzen. Diese Ziele müssen aber auch erreichbar sein, Schritt für Schritt. Entwickeln Sie zunächst eine genaue Zielvorstellung. Wer sich wirksam motivieren will, braucht unbedingt ein Ziel vor Augen, ein attraktives Ziel, eine Vision. Ziele geben die Anfangsmotivation (Vorfreude) und die Motivation zum Durchhalten, die ebenso wichtig ist.

FÜR ZIELE, die Sie erreichen wollen, gilt allgemein:
- Formulieren Sie Ihr Ziel immer positiv
- Benennen Sie Ihr Ziel immer ganz konkret
- Das Ziel muss realistisch sein und ohne fremde Hilfe in einem überschaubaren Zeitraum erreichbar sein

Verfolgen Sie Ihr großes Ziel mit Geduld und Beharrlichkeit. Es hilft, wenn Sie sich eine Routine aneignen, Gewohnheiten bilden.

GEWOHNHEITEN können wie Fesseln sein, aber sie können das Leben auch erleichtern. Machen Sie also Ihr Training zu einer festen Gewohnheit. Schieben Sie nichts auf die lange Bank. Lassen Sie Ihrem guten Vorsatz, Ihrer Entscheidung immer sofort eine Tat folgen. Anfangs fällt es sicher schwer, das Training in den Alltag einzubauen. Wenn etwas leicht fällt, dann nur mögliche Ausreden: »keine Zeit«, »keine Lust«, »einfach nicht gut drauf heute«. Anfangs müssen Sie sich vermutlich Tag für Tag neu einstimmen. Das kostet viel Energie. Gestatten Sie sich keine Ausnahmen. Bleiben Sie konsequent. Ausnahmen torpedieren Gewohnheiten, Sie würden sich schon bald eine weitere Ausnahme gestatten – was alles nur unnötig erschwert. Das amerikanisches Sprichwort ist leider wahr: »The exception kills«. Deswegen: Nie lange nachdenken, nicht fackeln, rein in die Trainingsklamotten, raus – und los! Das ist unbequem, mühsam, das erfordert viel Energie. Aber es hilft nix! Einfach tun! Die Erfahrung zeigt: Alte Gewohnheiten lassen sich durch neue Gewohnheiten ablösen. Normalerweise dauert es rund vier Wochen, bis das Neue schließlich zu einer festen Gewohnheit wird.

BLEIBEN Sie flexibel. Stimmt, eine gewisse Trainingsdisziplin sollte schon sein. Aber machen Sie sich bloß nicht verrückt – machen Sie sich nicht selbst zum Sklaven eines total peniblen Trainingsplans. Sie müssen nämlich gar nichts. Sie wollen doch vor allem eines: Spaß haben. Wenn es mal nicht gut läuft, schalten Sie einen Gang zurück. Und warum nicht spontan mal das Pensum ändern? Wenn es gar nicht geht, lassen Sie ruhig mal eine Trainingseinheit aus. Gehen Sie stattdessen lieber spazieren – immer noch besser, als über den Misttag zu hadern. Suchen Sie Abwechslung. Die tägliche Trainingsroutine – immer wieder dasselbe Pensum – kann auf die Dauer langweilen und mürbe machen. Variieren Sie unbedingt Ihr Training. Trainieren Sie auch mal außer der Reihe, zu einer anderen Tageszeit, an einem anderen Ort, länger oder kürzer als normalerweise.

10 TIPPS ZUR MOTIVATION

■ **SETZEN** Sie sich ein attraktives Ziel. Stellen Sie sich das Erreichen dieses Ziels in allen Einzelheiten vor. Durch diese Visualisierung lösen Sie im Kopf die Begeisterung aus, die nötig ist, um in Gang zu kommen.

■ **FRAGEN** Sie sich zwischendurch immer wieder nach dem **WARUM.** Warum trainiere ich überhaupt? Warum habe ich mir das eigentlich vorgenommen? Warum ist das wirklich so wichtig für mich? Rufen Sie sich Ihr Motiv in Erinnerung.

■ **TEILEN** Sie Ihr großes Ziel in kleine, erreichbare Zielabschnitte. Denken Sie sich große Ziele klein. Wenn Sie große Aufgaben in überschaubare Portionen zerlegen, verlieren große Ziele ihren Schrecken.

- **ARBEITEN** Sie bewusst mit positiven Affirmationen, um Ihr Selbstbewusstsein zu stärken. »Ich mache meine Sache wirklich gut« – »Ich bin innerlich sehr stark und halte durch«. »Ich lasse mich von meinem Weg nicht abbringen«. »Ich weiß, dass ich erfolgreich sein werde«. Solche aufbauenden Sätze können wie Stützpfeiler Stabilität bringen für das, was Sie tun.

- **SUCHEN** Sie sich einen Trainingspartner. Gemeinsam fällt vieles leichter, auch, wenn Sie mal keine Lust haben. Außerdem macht es mehr Spaß, wenn Sie Gelegenheit haben, sich mit einem Gleichgesinnten auszutauschen.

- **FÜHREN** Sie ein Trainingstagebuch. Notieren Sie Ihr Trainingspensum, aber auch Ihre Gedanken und Gefühle beim Training. Dieses persönliche Protokoll dokumentiert Ihre Fortschritte und wird Sie beflügeln – denn Sie werden sich schon bald über Ihre Fortschritte wundern.

- **LEGEN** Sie Ihre Lieblings-Power-Musik auf, wenn Sie sich schnell positiv aufladen wollen. So kommen Sie aus Ihrer Lethargie. Hüpfen Sie! Auch das ist ein erster Schritt, um in Aktion zu kommen.

- **VERZWEIFELN** Sie nicht an schwierigen Aufgaben oder Problemen. Betrachten Sie stattdessen jede schwierige Situation als Chance zur Bewährung und um zeigen zu können, was Sie draufhaben.

- **ERINNERN** Sie sich an Erfolge aus der Vergangenheit. Es hat nichts mit Selbstlob zu tun, wenn Sie sich ab und zu ins Gedächtnis rufen: Was habe ich gut hingekriegt? Worauf kann ich stolz sein? Rufen und rücken Sie sich Ihre Stärken ins Zentrum.

- **FEIERN** Sie, wenn Sie etwas prima hingekriegt haben. Belohnen Sie sich, wenn Sie Zwischenziele und/oder kleine Ziele erreicht haben.

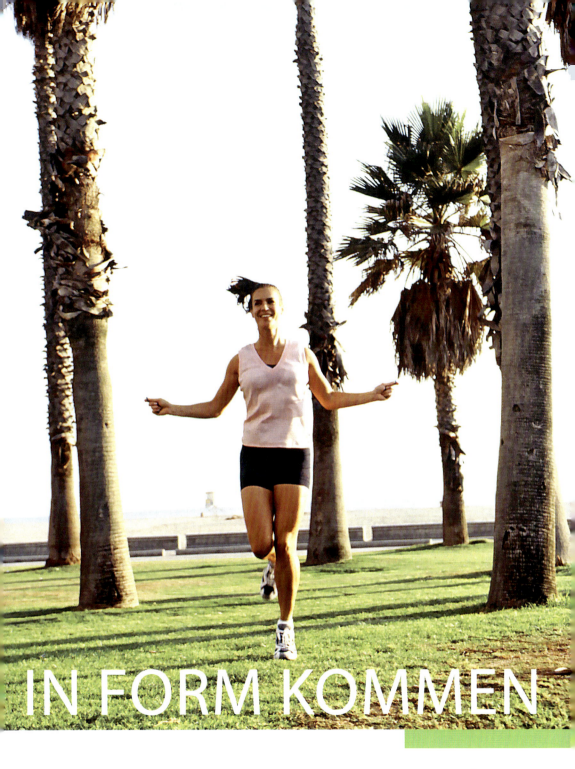

IN FORM KOMMEN

Wie Sie Ihren Fitness-Level erreichen

IN FORM KOMMEN

AUSDAUER, KRAFT, BEWEGLICHKEIT

Jawoll! Wenn der Körper kräftig, belastbar und beweglich ist – ein wirklich starkes Gefühl.

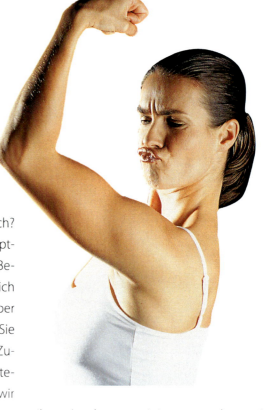

WER FIT IST, hat mehr Spaß am Sein. Wenn Sie in Form sind, wächst die Lebenslust, Sie arbeiten lieber, Sie lieben besser, Sie leben leichter. Wenn Sie fit sind, machen Sie einfach eine bessere Figur. Fit sein, in Form kommen – was genau heißt das denn eigentlich? Zur körperlichen Fitness gehören hauptsächlich drei Bausteine: Ausdauer, Kraft, Beweglichkeit. Von ihnen hängt maßgeblich unsere Leistungsfähigkeit ab. Einen Körper formen ist ähnlich wie ein Haus bauen. Sie brauchen eine Vision und einen Plan. Zuerst muss ein solides Fundament entstehen. Auf den nächsten Seiten wollen wir den Grundstein legen. In Form kommen – da denken die meisten vor allem an Gewicht verlieren. Haben Sie auch immer geglaubt, dass Ausdauertraining am meisten Fett verbrennt? Stimmt nicht. Für sportwissenschaftliche Studien trainierten 72 Männer und Frauen zwei Monate lang in zwei Gruppen. Diejenigen, die ausschließlich ihre Ausdauer trainierten, verloren im Schnitt eineinhalb Kilo Körpergewicht. Die Vergleichsgruppe, die Krafttraining mit leichtem aeroben Training verband, gewann wunderbare Konturen: durchschnittlich legten sie ein Kilo Muskeln zu – und nahmen satte fünf Kilo ab. Was bedeutet **AUSDAUER?** Kennen Sie die Fachbegriffe

IN FORM KOMMEN

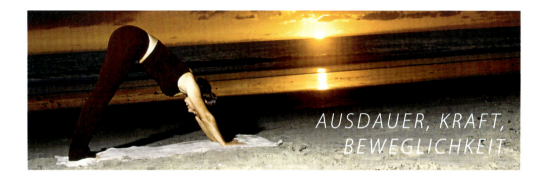

AUSDAUER, KRAFT, BEWEGLICHKEIT

Cardiotraining und aerobes Training? All das steht für eine sich wiederholende Bewegung, die lang und anstrengend genug ist, um das Herz und die Lunge zu fordern. Um das zu erreichen, benutzt man meistens große Muskeln wie die Oberschenkel, die Gesäßmuskeln, die großen Rücken- und Armmuskeln. Der Begriff Aerobic oder aerobes Training wurde Ende der 60iger Jahre von Dr. Kenneth Cooper, einem amerikanischen Arzt und Fitnessexperten, geprägt. Er bedeutet: Bei der sportlichen Betätigung wird der Körper mit mindestens so viel Sauerstoff versorgt, wie er verbraucht. Was bedeutet **KRAFT?** Das Sportlexikon erklärt: Kraft ist die motorische Fähigkeit, eine Masse zu bewegen, einen Widerstand zu überwinden oder ihm entgegenzuwirken. Durch Krafttraining können Sie die Muskelkraft steigern. Nicht nur das. Bekanntlich kann Fett nur in den Muskeln verbrennen. Das bedeutet: Je mehr Muskulatur Sie haben, umso mehr Fett verbrennen Sie. Was bedeutet **BEWEGLICHKEIT?** Die Sportwissenschaft definiert Beweglichkeit als die Fähigkeit, Bewegungen mit großer Schwingungsbreite aus eigener Kraft oder durch den Einfluss äußerer Kräfte in einem Gelenk oder in mehreren Gelenken ausführen zu können. Dabei setzt sich Beweglichkeit gleichermaßen aus der Dehnfähigkeit der Muskulatur, der Sehnen, der Bänder und des Gelenkkapselapparates sowie der Gelenkigkeit, die durch die Struktur des Gelenks selbst bestimmt wird, zusammen. Je mehr Sie für Ihre Beweglichkeit tun, umso besser können Sie auch Ihre Ausdauer und Kraft trainieren.

IN FORM KOMMEN

AUSDAUER DURCH LAUFEN

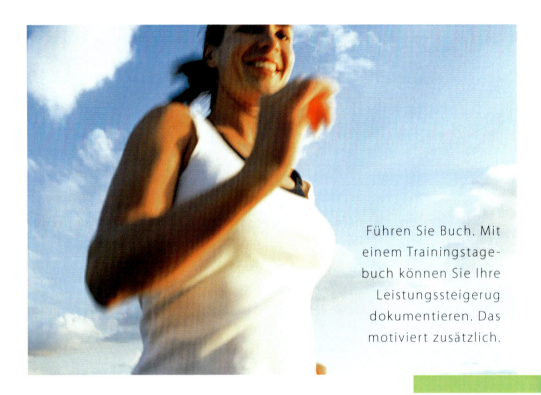

Führen Sie Buch. Mit einem Trainingstagebuch können Sie Ihre Leistungssteigerug dokumentieren. Das motiviert zusätzlich.

FÜR DEN KÖRPER ist Ausdauertraining segensreich: Das Volumen des Herzens, immerhin unser wichtigster Muskel, vergrößert sich, Ruhepuls und Blutdruck sinken. So kann das Herz ökonomischer arbeiten, denn es muss, um dieselbe Leistung zu bringen, weniger oft schlagen. Die Zahl der roten Blutkörperchen, die für den Sauerstofftransport verantwortlich sind, nimmt zu. Dadurch wird die Durchblutung verbessert. Die Gefäße gewinnen höhere Elastizität. Wandern, flottes Gehen, Radfahren, Schwimmen, Skilanglauf, aber auch Treppensteigen und Aerobic sind ideales Ausdauertraining. Doch am allerbesten ist Laufen.

LAUFEN? Nein, Laufen interessierte mich lange nicht. Für mich war Laufen wie für die meisten: Laufen fand ich eher langweilig, fast spießig, jedenfalls kein bisschen hip. Wie dumm. Jetzt läuft in meinem Kopf

IN FORM KOMMEN

Laufen fand ich mal total langweilig…

Nein, Laufen war früher nichts für mich. Ich fand Laufen wie die meisten Laufen fanden: eher langweilig, kein bisschen hip. Früher dachte ich: Mensch, Eiskunstlauf wäre die schönste Sportart der Welt, wenn wir immer nur aufs Eis gehen würden. Aber wir mussten auch Gymnastik machen, Muskeltraining und Waldläufe. Die waren am schlimmsten, sie waren vor allem langweilig. An den schönsten Sommertagen hechelten wir durch die Gegend, und wenn wir wieder zum Ausgangspunkt zurückkamen, stand da unsere Athletiklehrerin in kurzen Hosen, die Bluse überm Bauch zusammengebunden, und sagte lächelnd: **»Und jetzt noch eine Runde!«** Regelmäßig haben wir das gemacht, aber manchmal sagte ich zu den anderen Kindern: »Mensch, das ist doch blöd.« Ich lief also in den Wald hinein und nach zweihundert Metern wieder raus, die anderen hinter mir her. Wir liefen lieber zu einem Bäcker, bei dem kauften wir Streuselkuchen, den aßen wir in aller Ruhe. Dann ging es zurück in den Wald. Ich kannte eine Abkürzung, die gingen wir ganz langsam. Und dann, bevor uns unsere Trainerin sehen konnte, der große Trick: Ich hatte eine Tube Finnalgon dabei. Damit rieb man sich immer ein, wenn man eine Verletzung hatte – Finnalgon machte unheimlich warm. Wir schmierten uns also ein bisschen von dem Zeug ins Gesicht. Tatsächlich, es klappte wirklich, die Bäckchen wurden richtig rot, kleine Schweißperlen liefen übers Gesicht. Dann rannten wir alle wieder los, ich als Vorletzte, weil ich nämlich nie die Schnellste war. Wir taten jedenfalls so, als würden wir uns alle furchtbar anstrengen für einen Endspurt. Wir atmeten ein bisschen hektisch. Und die ahnungslose Trainerin? Sie war mit uns zufrieden, so wie wir aussahen, mit unseren glühenden Gesichtern und so schön verschwitzt.

ein anderer Film ab, wenn ich ans Laufen denke. Längst habe ich Laufen für mich voll entdeckt. Gerade wenn ich mich erschöpft fühle, wenn ich von vielen Terminen abgespannt oder von einem Flug geschlaucht bin, wenn ich wieder Boden unter den Füßen gewinnen will – dann jogge ich erst mal. Ja, laufend die Mattigkeit vertreiben. Ich laufe eine halbe Stunde, manchmal auch länger, ich dusche, ich lasse mich

IN FORM KOMMEN

noch ein bisschen zurückfallen – danach bin ich bei mir angekommen, fühle mich wieder psychisch im Gleichgewicht, frisch und fit. Laufen sorgt für wunderbare neue Spannkraft und Energie. Jeder, der läuft, kann das bestätigen. Genauer gesagt: Jeder, der im richtigen Tempo läuft. Die meisten laufen immer noch viel zu schnell. Laufen Sie bewusst langsam. Anfangs zählen die Minuten, nicht die Kilometer. Laufen Sie so langsam, wie es geht. Wer schnauft, hechelt, keucht, erzeugt im Körper eine Sauerstoffnot. Die Milchsäure (Laktat) im Blut steigt über die kritische Schwelle 4 Millimol pro Liter. Da wird auch der Läufer sauer – der Trainingseffekt geht zum Teufel.

WIE SCHNELL Sie laufen sollten? Entscheidend ist der richtige Puls (siehe Seiten 45 und 46). Empfehlenswert ist eine Pulsuhr. Damit Sie jederzeit auf dem Laufenden sind, ob Sie sich im idealen Trainingsbereich bewegen. Wenn nicht, piept's. Laufen soll keine Strapaze sein. Was passiert, wenn Sie zu schnell laufen? Manchmal hört man von Joggern noch diesen Spruch: »Nur wenn ich im Mund den Geschmack von einem Kupferpfennig habe – nur dann habe ich das Gefühl, heute hat es richtig was gebracht.« Was für ein Unsinn. Dieser metallische Geschmack im Mund weist auf ein elementares Missverständnis hin. Wer sehr scharf läuft, wer sehr lange zu schnell läuft, löst in seinem Körper eine negative Reaktion aus. Die Temperatur des Darmes erhöht sich auf über 40 Grad. Dann gibt der Körper Aminosäuren (Eiweißbausteine, Spurenelemente und Elektrolyte) in den Darm ab. Er »schwitzt« also nicht nur über die Haut, sondern auch in den Darm hinein. So kommt es zu einer Verschiebung vor allem im Elektrolythaushalt – man läuft in einen Mangel hinein. Jetzt wäre es wichtig, zu pausieren und den Elektrolythaushalt wieder zu regulieren. Vor allem fehlen jetzt Zink und Magnesium. Diese Stoffe sind entscheidend bei der Synthese von Eiweiß-Substanzen, für den Energiehaushalt und die Regeneration.

WIE OFT Sie laufen sollten? Möglichst drei-, viermal pro Woche. Machen Sie Laufen zu einer Gewohnheit, dann läuft es sich leichter.

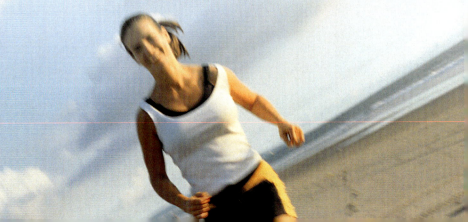

IN FORM KOMMEN

WIE LANGE Sie laufen sollten? Mindestens 30 Minuten. Erst dann wird der Erfolg messbar: Ihre Muskeln werden optimal durchblutet, Milchsäure und Schlacken abtransportiert, Fett wird verbrannt. Länger laufen schadet natürlich nicht. Im Gegenteil. Wenn Sie anfangs keine 30 Minuten schaffen – macht nichts. Laufen Sie 1 Minute. Dann 1 Minute schnell gehen, 1 Minute laufen – bis 30 Minuten voll sind. Und morgen laufen Sie 2 Minuten, 1 Minute schnell gehen, 2 Minuten laufen – bis 30 Minuten voll sind. Übermorgen laufen Sie 3 Minuten, gehen 1 Minute, laufen 3 – bis 30 Minuten voll sind. Das schaffen Sie nach wenigen Wochen. Wer sich nicht überfordert, wer im optimalen Pulsbereich läuft, für den heißt Laufen: Leichtigkeit und wahre Lust. Und das Beste, wie gesagt: Laufen ist das ideale Ausdauertraining.

Laufen kräftigt neben der Bein- und Pomuskulatur auch die Bauch- und Rückenmuskulatur. Dadurch verbessern Sie Ihre Haltung, können Rückenschmerzen vorbeugen. Laufen fördert die Durchblutung und die Sauerstoffaufnahme. Haut und Gewebe werden besser versorgt, bleiben länger straff und jung.

Vor allem aber: Laufen trainiert Herz und Kreislauf schonend und effektiv. Das ausdauertrainierte Sportlerherz können Sie mit einem Motor vergleichen, der stark ist und viel Hubraum hat. Das Herz eines Untrainierten wäre vergleichbar mit einem schwachen Motor mit kleinem Hubraum. Logisch, dass der schwache Motor größere Leistung nur mit einer höheren Drehzahl bringen kann und dadurch schneller verschleißt. Regelmäßiges Ausdauertraining beugt damit auch Herzinfarkten wirkungsvoll vor.

PERFEKTES LAUFEN – das ist ein leichter, vollkommen fließender, automatischer, eleganter Bewegungsablauf:

- die Schritte sind flüssig, nicht zu groß (das kostet bloß unnötige Kraft)
- das Kinn wird hoch genommen, die Augen schauen geradeaus
- der Oberkörper ist aufrecht, nur leicht nach vorne geneigt
- die Schultern sind entspannt, sie pendeln nicht vor und zurück
- das Becken ist leicht nach vorne gekippt
- die Arme, nicht der Oberkörper, schwingen im Schultergelenk mit: zügig und parallel zum Körper (die Ellbogen im rechten Winkel halten)
- die Hände bleiben locker (machen Sie keine feste Faust)

So perfekt laufen die wenigsten. Es kann auch keine Norm geben. Der Laufstil ist bis zu einem gewissen Grad durch den Körperbau und die Struktur der Muskulatur vorgegeben.

IN FORM KOMMEN

17 LAUF-TIPPS

1 SPAREN Sie auf keinen Fall an den Schuhen. Der Schuh ist der wichtigste Teil der Ausrüstung. Er soll den Fuß führen und stützen, das Abrollen unterstützen, die Bewegungen stabilisieren und kontrollieren, den Aufprall des Körpers dämpfen.

2 LASSEN Sie sich von einem Experten beraten. Schaffen Sie sich mindestens zwei Paar Laufschuhe an, die Sie abwechselnd tragen.

3 BRINGEN Sie beim Laufschuh-Kauf am besten ein älteres Paar Laufschuhe mit. Ein versierter Verkäufer kann am Abrieb der Sohlen erkennen, welcher Läufertyp Sie sind – und was genau für Sie passt.

4 EIN FUNKTIONALES und flottes Outfit hilft – besonders an grauen Regentagen und bei Anlaufschwierigkeiten.

5 BLOSS nichts überstürzen, den Körper anfangs nicht überbelasten. Sonst verlieren Sie schnell die Lust. Wenn Ihre Muskulatur leicht schmerzt: wunderbar. Betrachten Sie Ihre muskuläre Müdigkeit als den besten Beweis, dass Sie auf einem guten Weg sind – zu mehr Fitness.

6 GEBEN Sie Ihrem Körper Zeit zur Erholung. Sie werden sich schon bald an die Belastung gewöhnen. Muten Sie Ihrem Körper nach und nach eine etwas höhere Belastung zu.

7 BELASTEN Sie zwei Stunden vor Ihrem Training den Magen nicht mehr mit schwerer Kost. Essen Sie vor allem mineralstoffreich (Vollkornbrot, Obst, Gemüse, Eintopf).

8 TRINKEN Sie rechtzeitig reichlich Mineralwasser und Fruchtsaft. Reduzieren Sie die harntreibenden Getränke (Kaffee und Alkohol).

9 VERABREDEN Sie sich, wenn möglich, mit einem Gleichgesinnten, der auf einem ähnlichen Niveau läuft. Gemeinsam läuft es sich leichter. Vielleicht gibt es in Ihrer Nähe einen Lauftreff.

10 WUSSTEN SIE, dass Sie rund 40 Prozent der Körperwärme über den Kopf und

IN FORM KOMMEN

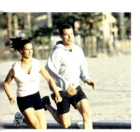

Laufen Sie auf keinen Fall gegen auftretenden Schmerz an. Vermutlich verkraftet der Körper die Belastung oder Überlastung nicht, er schickt schmerzende Signale, bittet um Ruhe und Schonung. Treten Sie kürzer. Gehen Sie bei heftigen Schmerzen umgehend zum Sportarzt.

den Hals verlieren können. In der kalten Jahreszeit sollte eine Mütze vor Wärmeverlust schützen. Manche haben mit Mützen einfach nichts am Hut. Die Alternative: ein Stirnband.

11 VERMEIDEN Sie diesen typischen Anfängerfehler: zu große Schritte. Kurze Schritte sind für Sie weniger anstrengend.

12 LASSEN Sie sich nicht von der Uhr unter Druck setzen. Versuchen Sie nicht, bei jedem Lauf Ihre Bestzeit zu unterbieten.

13 BEI SEITENSTECHEN langsamer laufen oder pausieren, bis der Schmerz ausgeklungen ist. Seitenstiche sind oft das Ergebnis von schwacher Bauchmuskulatur. Kräftigen Sie die zum Beispiel durch Sit-ups.

14 LAUFEN Sie am besten morgens oder am frühen Abend (zwischen 16 und 19 Uhr). Das ist der beste Zeitpunkt mit dem besten Trainingseffekt – und auch dafür, um Stresshormone Ihres Arbeitsalltags abzubauen.

15 WÄRMEN Sie sich auf. Ein Kaltstart tut keinem Auto gut, Ihnen auch nicht. Aufwärmen können Sie sich durch flottes Gehen, ehe Sie mit langsamem Tempo loslaufen.

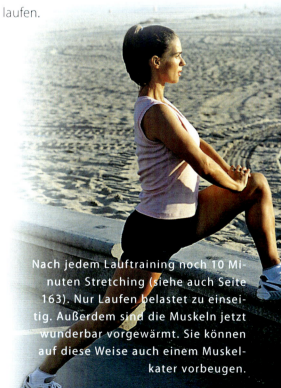

Nach jedem Lauftraining noch 10 Minuten Stretching (siehe auch Seite 163). Nur Laufen belastet zu einseitig. Außerdem sind die Muskeln jetzt wunderbar vorgewärmt. Sie können auf diese Weise auch einem Muskelkater vorbeugen.

IN FORM KOMMEN

16 **ZUM SCHLUSS** bitte kein Spurt und dann abrupt die Belastung beenden. Drosseln Sie einfach das Tempo, geben Sie Ihrem Kreislauf Gelegenheit, sich zu normalisieren – gehen Sie die letzten Minuten. Dabei kräftig ein- und ausatmen.

17 **TAUSCHEN** Sie mit anderen Lauf-Erfahrungen aus. Das erhöht nicht nur Ihre Motivation, Sie lernen sicher auch aus den Fehlern anderer – und aus Ihren eigenen.

KRAFT DURCH DAS THERA-BAND

Vor jedem Thera-Band-Training sollten Sie sich zunächst solide (5 bis 10 Minuten) aufwärmen. Nicht nur, um die Verletzungsgefahr (Zerrungen) zu verringern, sondern auch, um die Leistungsbereitschaft des Organismus in einen besseren Zustand zu bringen.

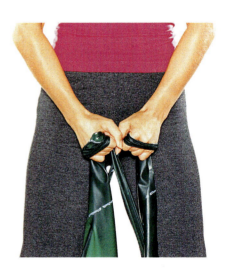

Man kann das Ding durchaus als kleinstes Fitness-Studio der Welt betrachten: das Thera-Band. Zwanzig Jahre lang wurde es vor allem in der Rehabilitation von Muskel- und Gelenkverletzungen eingesetzt. Doch jetzt ist das bunte Gummi aus der Fitness-Szene nicht mehr wegzudenken – als handliches, mobiles, preiswertes Gym, das in jede Tasche passt und jedem jederzeit zur Verfügung steht. Das Thera-Band bietet einfach vielfältige Möglichkeiten:

- Sie können gezielt einzelne Muskeln, aber auch ganze Muskelgruppen trainieren
- Sie können die Muskulatur wirkungsvoll kräftigen und das Bindegewebe straffen

IN FORM KOMMEN

■ Sie können mit dem kleinen Ding große Kraftmaschinen ersetzen

Mit dem Thera-Band können Sie Bauch, Beine und Po, Taille, Hüfte, Rücken, Arme, Brust und Schultermuskulatur trainieren. Schon nach zwei Wochen Training werden Sie bereits einen deutlichen Kraftgewinn spüren können. Die Muskelmasse nimmt schon nach wenigen Wochen spürbar zu – wenn Sie regelmäßig trainieren. Insgesamt wird die Figur straffer, fester. Sie können Bänder in verschiedenen Widerstandsstufen kaufen. Preis: rund 10 Euro. Der Widerstand eines Bandes ist abhängig von der Stärke. Die zeigt sich in **ACHT VERSCHIEDENEN FARBEN,** von Beige (extra leicht), über Gelb (leicht), Rot (mittelstark), Grün (stark), Blau (extra stark), Schwarz (spezial stark), Silber (super stark), bis Gold (maximal schwer). Das Thera-Band (Länge: 200 bis 250 cm) besteht aus Naturlatex. Es bietet optimale Dehnungseigenschaften. Bei guter Pflege ist es lange haltbar. Reinigen Sie das Band alle paar Wochen mit klarem Wasser und pudern Sie es danach mit Babypuder ein. Lagern Sie es trocken und dunkel und setzen Sie es nicht unnötig der Sonne aus.

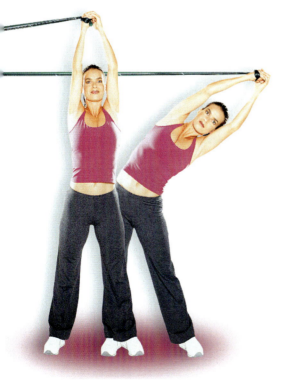

1. Taillen-Straffer

- **WIE GEHT'S?** Stellen Sie sich in Grätschstellung hin. Halten Sie das oben an einer Tür befestigte Band über dem Kopf, und neigen Sie jetzt den Oberkörper zur Seite.
- **WOFÜR IST ES GUT?** Für die unteren Rücken- und Bauchmuskeln
- **WORAUF KOMMT ES AN?** Nicht die Arme bewegen, sondern den Rumpf (Seitneigung). Nicht verdrehen, der Oberkörper bleibt seitlich zum Band.
- **WIE OFT?** Drei Serien, jeweils 15 Wiederholungen.

IN FORM KOMMEN

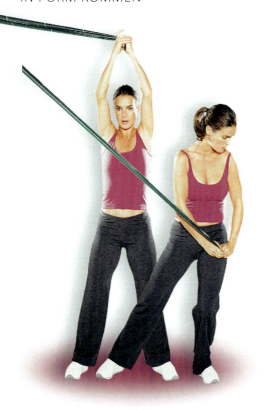

2. Rumpf-Stabilo

- **WIE GEHT'S?** Ziehen Sie das Thera-Band diagonal von oben nach vorne unten.
- **WOFÜR IST ES GUT?** Kräftigt die schrägen Bauchmuskeln, die wiederum die Rückenmuskulatur unterstützen.
- **WORAUF KOMMT ES AN?** Konzentrieren Sie sich auf die aktive Bauch- und Rückenmuskelspannung.
- **WIE OFT?** 10 Wiederholungen, zwei Serien.

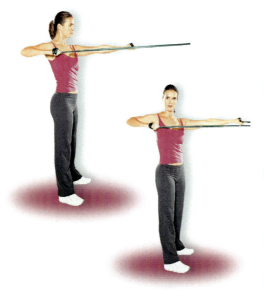

3. Schulterspanner

- **WIE GEHT'S?** Ziehen Sie abwechselnd jeweils einen Arm auf Schulterhöhe nach vorne – so, als würden Sie mit Pfeil und Bogen hantieren.
- **WOFÜR IST ES GUT?** Für die hintere Schulter- und Schultergürtelmuskulatur, um die Haltung zu stabilisieren.
- **WORAUF KOMMT ES AN?** Den Oberkörper bitte nicht verdrehen.
- **WIE OFT?** Je Arm 15-mal, drei Serien.

IN FORM KOMMEN

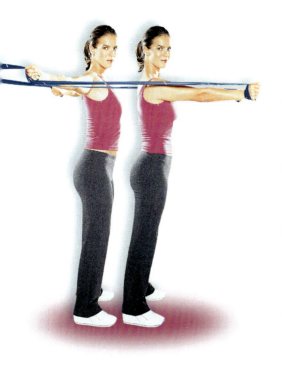

4. Bruststraffer

- **WIE GEHT'S?** Stellen Sie sich rücklings zum befestigten Band. Ziehen Sie das Thera-Band auf Schulterhöhe nach vorne.
- **WOFÜR IST ES GUT?** Kräftigt die Brustmuskulatur, strafft das Gewebe in diesem Bereich.
- **WORAUF KOMMT ES AN?** Den Oberkörper stabil halten. Darum spannen Sie die Bauchmuskulatur während der Übung mit an.
- **WIE OFT?** Je 15-mal, drei Serien.

5. Po-Former

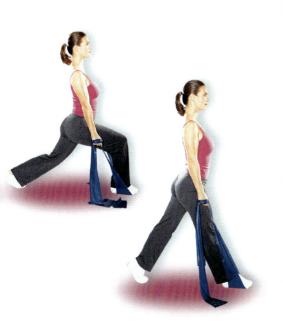

- **WIE GEHT'S?** Machen Sie einen Ausfallschritt. Fixieren Sie das Band unter dem vorderen Fuß. Greifen Sie das Band unterhalb des Knies, spannen Sie den Po an und strecken Sie das vordere Bein.
- **WOFÜR IST ES GUT?** Die ultimative Po-Übung: Der Glutaeus maximus wird maximal beansprucht.
- **WORAUF KOMMT ES AN?** Nehmen Sie das blaue Band. Das hintere Bein stützt, hilft die Balance zu halten. Nicht abknicken, den Oberkörper in jeder Stellung im Lot halten.
- **WIE OFT?** Pro Bein 10- bis 15-mal, drei Serien.

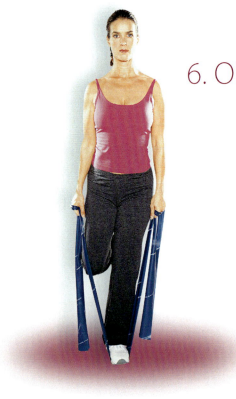

6. Oberschenkel-Kräftiger

- **WIE GEHT'S?** Einbeinstand auf dem Thera-Band. Bei gebeugtem Knie greifen Sie das Band in Höhe Oberschenkelmitte. Nun strecken und beugen Sie das Knie.
- **WOFÜR IST ES GUT?** Stärkt die Oberschenkel vorne und hinten.
- **WORAUF KOMMT ES AN?** Nehmen Sie wieder das blaue Band (Männer: schwarzes Band). Die Übung erfordert gutes Gleichgewicht. Wenn Sie das nicht halten können – Geduld! Nach ein paar Übungen klappt es bestimmt.
- **WIE OFT?** Pro Bein 8-mal, drei Serien.

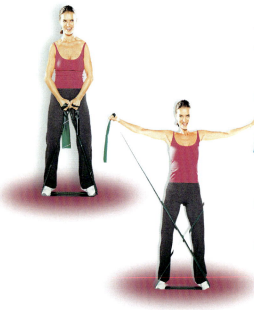

7. Delta-Stärker

- **WIE GEHT'S?** Stellen Sie sich schulterbreit auf das Band. Greifen Sie es in Kniehöhe, überkreuz. In aufgerichteter Position heben Sie die Arme seitlich zum Körper bis auf Schulterhöhe.
- **WOFÜR IST ES GUT?** Kräftigt die seitliche Schultermuskulatur.
- **WORAUF KOMMT ES AN?** Die Knie sind leicht gebeugt.
- **WIE OFT?** 10-mal, zwei Serien.

IN FORM KOMMEN

8. Trizeps-Stärker

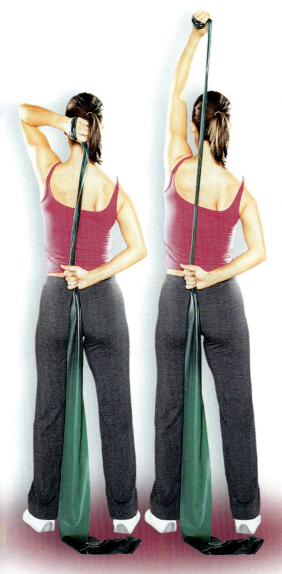

- **WIE GEHT'S?** Sie stehen im Grätschstand mit leicht gebeugten Beinen. Greifen Sie die Enden des Thera-Bandes hinter dem Rücken. Drücken Sie Ihre rechte Hand mit der Außenfläche an Ihre linke Pohälfte. Strecken Sie Ihren linken Arm nach oben.
- **WOFÜR IST ES GUT?** Kräftigt die Armstreckmuskulatur (Trizeps).
- **WORAUF KOMMT ES AN?** Nur der Unterarm wird bewegt, der Ellenbogen bleibt stabil.
- **WIE OFT?** Pro Arm 15-mal, drei Serien.

IN FORM KOMMEN

BEWEGLICHKEIT

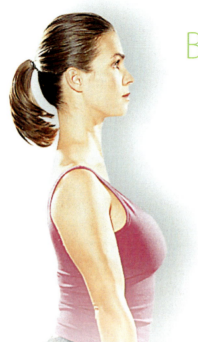

Die Wirbelsäule ist die zentrale Stütze unseres Skeletts, die von Kopf bis Steiß alles zusammenhält. Sie besteht aus 24 Wirbeln und 23 Bandscheiben. Die Wirbelsäule hat die Funktion eines rustikalen Stoßdämpfers, der komplizierte Aufgaben zu leisten hat.

FAST JEDER weiß, wie wichtig es ist und wie gut es der Gesundheit tut. Aber kaum einer macht es – oder macht es gar gern: Dehnen. Dehnen hilft, die Beweglichkeit zu bewahren und zu verbessern. Die populärste Form des Dehnens kennen Sie: Stretching. Klar, auch in diesem Buch darf Stretching nicht zu kurz kommen. Die besten Übungen finden Sie ab Seite 163. Stretching oder gymnastische Übungen sind immer gut und wichtig, aber sie zielen hauptsächlich auf die Muskulatur. Für die Beweglichkeit der Wirbelsäule wird damit so gut wie nichts getan. Dabei ist gerade die Wirbelsäule gewissermaßen das Rückgrat unserer Existenz. Also sind auch spezielle Übungen, die sie beweglich halten, ganz wichtig. Der renommierte Sportmediziner Dr. Müller-Wohlfahrt weiß aus seiner Praxis: »Meiner Erfahrung nach lassen sich 90 Prozent aller Muskelprobleme der Wirbelsäule zuordnen.« Die Wirbelsäule wirkt stützend und zugleich federnd, sie soll und muss sich in sich strecken, drehen, beugen, verwringen, zur Seite neigen können. Gleichzeitig laufen im Inneren der Wirbelsäule hochsensible Steuerungsvorgänge zusammen: Das Rückenmark ist Schaltzentrale für den gesamten Organismus – das zentrale Nervensystem.

DAS ALLES erklärt, warum die Wirbelsäule funktionsfähig sein muss – je beweglicher sie ist, umso besser. Weil dann der Druck, die Belastung gleichmäßig auf alle 24 Wirbel verteilt werden kann.

IN FORM KOMMEN

Um die Beweglichkeit der Wirbelsäule zu fördern, finden Sie auf den nächsten Seiten vier Mobilisationsübungen. Sie sind nicht spektakulär. Auch für die Steigerung von Kraft, Ausdauer oder Schnelligkeit bringen sie nichts. Vielleicht ist das der Grund, warum die meisten solche Übungen gerne vernachlässigen oder gar als überflüssig betrachten. Schluss damit. Machen Sie diese Mobilisationsübungen möglichst zweimal pro Woche, es dauert weniger als zehn Minuten. Führen Sie alle Übungen ohne Anstrengung aus. Konzentrieren Sie sich ganz auf den Körper. Während Sie die Mobilisationsübungen ausführen, wirken in gleichmäßigem, rhythmischem Wechsel innere Druck- und Sogkräfte – das wiederum sorgt dafür, dass die Knorpel besser mit Nährstoffen versorgt werden. Außerdem wird das gesamte Bindegewebe aufgelockert. Die Wirkung werden Sie unmittelbar spüren – es ist einfach wohltuend und entspannend.

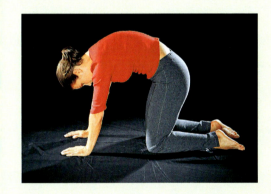

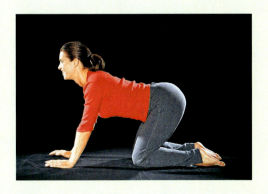

1. Cat-Back

- **WIE GEHT'S?** Vierfüßlerstand. Hände schulterbreit auseinander, Knie ebenso. Tun Sie, als würden Sie den Bauchnabel Richtung Wirbelsäule ziehen und machen Sie einen Katzenbuckel. Dann strecken Sie den Rücken und gehen dabei mit dem Po nach hinten. Dabei pressen Sie die Hände fest auf den Boden.
- **WOFÜR IST ES GUT?** Streckung der Wirbelsäule.
- **WORAUF KOMMT ES AN?** Auf den Bauchnabel konzentrieren, Bauchmuskulatur anspannen.
- **WIE OFT?** 20-mal.

IN FORM KOMMEN

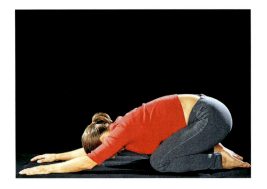

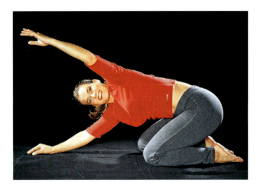

2. Achselgucker

- **WIE GEHT'S?** Fersensitz, Arme dabei weit vorne. Heben Sie einen Arm so weit ab, bis Sie unter Ihrem Arm durchschauen können. Der andere Arm stützt.
- **WOFÜR IST ES GUT?** Trainiert die Rotation von Schulter und oberer Wirbelsäule.
- **WORAUF KOMMT ES AN?** Bis an die Bewegungsgrenze gehen.
- **WIE OFT?** Jede Seite 20-mal.

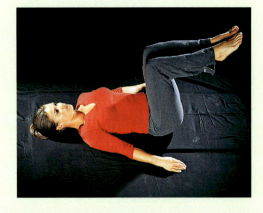

3. Rumpf-Spezial

- **WIE GEHT'S?** Rücklings auf den Boden legen, Knie über den Bauchnabel. Lassen Sie die Knie zur rechten Seite fallen, während Sie den Kopf nach links drehen. Langsam zurück und dann die Bewegung zur anderen Seite.

IN FORM KOMMEN

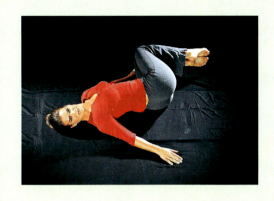

- **WOFÜR IST ES GUT?** Die Verwringung der Wirbelsäule sorgt für Beweglichkeit und Stabilität im empfindlichen unteren Abschnitt der Wirbelsäule.
- **WORAUF KOMMT ES AN?** Die Bewegung langsam und trotzdem flüssig ausführen. Auf rhythmische Atmung achten.
- **WIE OFT?** Jede Seite 20-mal.

4. Sterne-Greifen

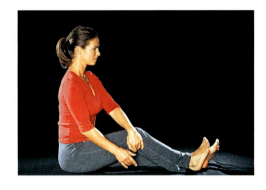

- **WIE GEHT'S?** Langsitz. Das rechte Knie ist leicht gebeugt. Beide Hände sind rechts außen am Knie. Die linke Hand stützt, die rechte führen Sie weit hoch nach hinten.
- **WOFÜR IST ES GUT?** Diese Übung schult die Streck-Dreh-Bewegung der Wirbelsäule.
- **WORAUF KOMMT ES AN?** Den Oberkörper maximal aufrichten. Der Blick folgt der Hand, die nach hinten geht.
- **WIE OFT?** Jede Seite 20-mal.

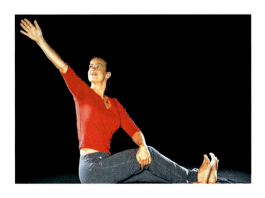

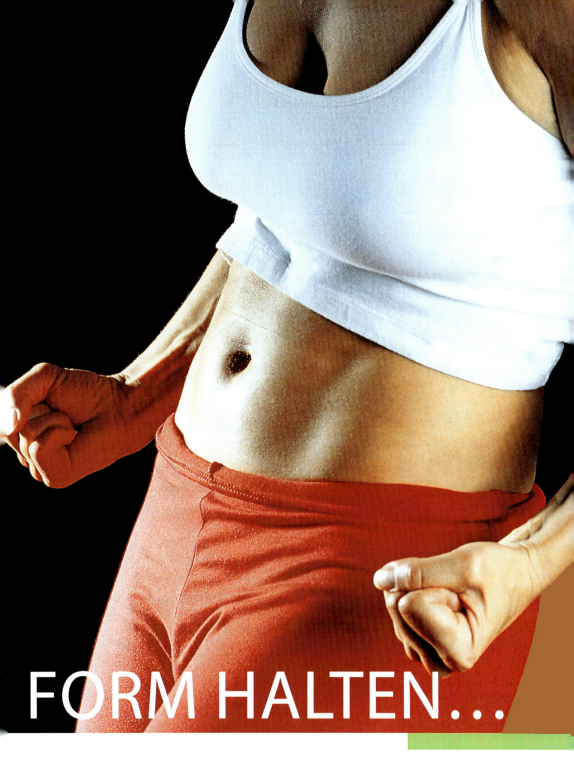

FORM HALTEN…

Wie Sie mit wenig Aufwand ein hohes Niveau halten

FORM HALTEN...

MIT WENIG AUFWAND IMMER IN SCHUSS BLEIBEN

Der Power-Circle: 20 knackige Minuten

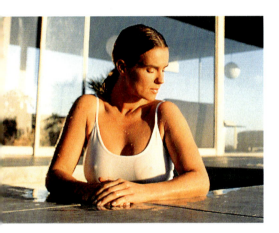
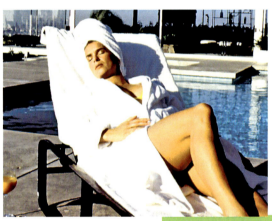

DAS LEBEN ist schön – kompliziert... Stimmt, es ist nicht leicht, alles unter einen Hut zu kriegen – und dann noch regelmäßig trainieren. Oft sind die Tage ohnehin schon vollgepackt: mit Routine-Aufgaben, mit Terminen und Verpflichtungen, dazu noch der Job und der Partner oder die Familie. So wenig Zeit... Was heißt hier wenig Zeit? Viele denken jetzt vielleicht: Ich habe eigentlich gar keine Zeit!

> MEIN KÖRPER IST MEIN KAPITAL. WÄRE DOCH DUMM, SICH DARUM NICHT ZU KÜMMERN. DAS KOSTET TÄGLICH NICHT MAL EINE HALBE STUNDE – SO VIEL ZEIT MUSS SEIN.

Bei aller Liebe, aber wie soll ich in meinem vollgepackten Tag denn auch noch ein Fitness-Programm unterbringen, wenigstens das Nötigste? Keine Ausreden, es geht.

OLIVER hat für mich den so genannten Power-Circle entwickelt, eine moderne Form des Zirkel-Trainings, das manche vielleicht aus der Schule kennen. Da stand der Sportlehrer mit der Pfeife. Alle 30 Sekunden ein

FORM HALTEN...

Pfiff und die Schüler mussten eine neue Station anlaufen: ein Seil hochhangeln; mit dem Medizinball gegen die Wand werfen; vom Kasten springen; Liegestütz; Seilspringen; Linien laufen; über die Bank springen. Boxer favorisieren dieses Training noch heute – als Vorbereitung für ihre Intensivbelastung im Ring. Mit dem Zirkel-Training kommt man schnell in den sauren Bereich.

KEINE BANGE, unser Power-Circle ist keine Quälerei. Aber er ist ein komplettes Trainingsprogramm, das sich mit geringem Aufwand – in nur 20 bis 30 Minuten – durchziehen lässt. Das sollte sich für Sie doch machen lassen – ganz leicht. Sie brauchen keine Geräte. Sie brauchen nur ein bisschen Platz in irgendeinem Raum, in dem es nicht zu kühl ist. Sie können den Power-Circle also überall absolvieren, auch wenn Sie auf Reisen sind. Zweimal pro Woche wäre ideal. Also bitte keine Ausreden. Wäre doch schade, wenn Ihr schönes Fitness-Fundament, an dem Sie mühsam gearbeitet haben, wieder in sich zusammenfallen würde. Mit dem Power-Circle können Sie Ihre Form wunderbar halten. Apropos Form: Schauen wir nicht alle ein bisschen bewundernd auf die schönen Formen, mit denen Sportlerinnen und Sportler stolz durch die Welt laufen? Das Geheimnis dahinter ist ganz simpel: Schöne Formen sind nichts weiter als das Resultat von schön geformten Muskeln unter der Haut. Und Muskeln werden nur durch regelmäßiges Training wunderbar fest. Sie müssen nicht unbedingt größer werden, aber eben wohlgeformt und straff. Dazu ist kein großer Aufwand nötig, aber eben regelmäßiges Training. Zum Beispiel mit unseren Power-Circle-Übungen.

WIE FUNKTIONIERT DER POWER-CIRCLE?

Bei den Übungen sind keine Geräte notwendig. Die Übungen sind auf jene Muskelgruppen zugeschnitten, auf die es Ihnen sicher besonders ankommt:

- **BAUCH**
- **BEINE**
- **PO**
- **BRUST**

Die Übungen werden der Reihe nach hintereinander ausgeführt, ohne Pause zwischen den einzelnen Übungen. Sie werden merken: Der Power-Circle ist ein sehr intensives Training. Der Kreislauf wird enorm gefordert. Sie werden dabei ganz schön aus der Puste kommen, Sie bewegen sich sogar an der Grenze zum anaeroben Bereich. Aber das ist gar nicht negativ, denn diese Belastung ist nur sehr kurz.

- Gehen Sie ohne Hektik eine Übung nach der anderen durch
- Machen Sie erst nach einem kompletten Durchlauf eine Pause (etwa eineinhalb bis zwei Minuten)

FORM HALTEN...

- Hängen Sie, je nach Lust und Zeit, noch ein, zwei oder drei Durchläufe dran

Die Reihenfolge der Übungen ist so gewählt, dass jeder Muskel, der gerade dran gewesen ist, sich nun erholen kann, während ein anderer die Arbeit tut. Es entstehen also keine echten Pausen, Sie nutzen Ihre Trainingszeit optimal aus. Ein Durchlauf dauert etwa zehn Minuten. Wenn Sie drei Durchläufe machen, ist sogar die Ausdauer-Komponente mit erfüllt.

Was Sie beim Power-Circle beachten sollten

- Zuerst aufwärmen: Bringen Sie sich eine Minute lang mit Hampelmännern in Schwung
- Danach 30 Sekunden lang Liegestütze gegen die Wand
- Dann eventuell die Schulter und Hüftgelenke durch größtmögliches Kreisen vorwärmen
- Schließlich Rumpfrecken nach beiden Seiten
- Führen Sie jede der acht Power-Circle-Übungen (ab Seite 90) präzise aus
- Konzentrieren Sie sich ganz auf das, was Sie gerade tun
- Atmen Sie rhythmisch zu den Übungen
- Machen Sie sich bewusst, wozu jede Übung gut ist und spüren Sie nach
- Cool-down: Zum Schluss noch ein paar Stretching-Übungen

FORM HALTEN...

DAS SIXPACK
Mythos oder möglich?

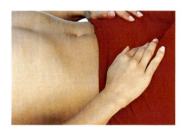  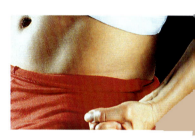

JA! Möchte nicht jeder damit ausgestattet sein – mit dem, was die Fitnessfreaks »Sixpack« nennen? Nein, damit ist natürlich nicht ein Sechserpack Bier gemeint, sondern gut geformte Bauchmuskeln – na eben ein richtig schönes Waschbrett. Die Bauchmuskulatur bildet zusammen mit dem Muskel des Rückenstreckers eine untrennbare Einheit. Als Rumpfmuskulatur sind sie funktionell unglaublich wichtig für eine gesunde, also belastbare Wirbelsäule. Sie müssen zusammen den Oberkörper halten, in der Bewegung stützen, den Rumpf drehen, die inneren Organe schützen, große und kleine Bewegungen ausführen. Selbst bei Bewegungen der Arme und Beine stabilisieren diese Muskeln. Sie sind also immens wichtig – weil sie immer beteiligt sind, wenn wir Sport treiben. Deshalb sollte tatsächlich jeder das Ziel verfolgen, eine Ausgewogenheit der Bauch- und Rückenmuskeln zu erreichen.

IN FITNESS-MAGAZINEN sehen wir sie allzu oft – diese Idealbilder von Waschbrettern. Lassen Sie sich nicht blenden: Diese Jungs und Covergirls quälen sich tagtäglich dafür und nehmen viele Entbehrungen auf sich. Mit alle paar Tage ein bisschen Bauchtraining geht das nicht. Und dann werden noch alle möglichen Zusatzgeräte angepriesen, die scheinbar nur eine Funktion haben: Sie sollen zum ultimativen Waschbrettbauch verhelfen. Doch Vorsicht: Sie sollten wissen, dass isoliertes Bauchmuskel-Training nicht gut ist und die Bauchmuskeln nicht nur aus den sechs gerippten Muskeln bestehen. Zu einem intelligenten, ausgewogenen und gutdosierten Bauchmuskel-Training gehören Rückenübungen unbedingt dazu.

FORM HALTEN…

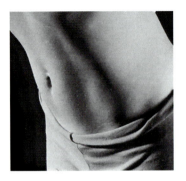

Tipp: Vergessen Sie Bauchübungen, wie wir sie aus dem Fi »Rocky« kennen, also die Füße festgeklemmt – das sind wa Rückenkiller. Bei Bauchübungen bitte nicht die Füße irgend wo fixieren. Das wirkt sich ungünstig auf die Wirbelsäule a Außerdem wird dann vor allem der Hüftbeugemuskel (M. P sas) trainiert – und nicht die schrägen Bauchmuskeln, auf es doch ankommt…

OB DIE BAUCHMUSKULATUR wirklich mal wie gemeißelt aussieht, hängt neben Ihrer Veranlagung noch von dem Faktor ab, wie viel Fett in dem Gewebe über den harttrainierten Muskeln steckt. Dieses Fett werden Sie nur los, wenn Sie sich bewusst ernähren und durch Ausdauertraining zu einer Art Fettverbrennungsmaschine werden.

Personal Trainer

Ich gebe es gerne zu: Auch ich habe öfter keine Lust, morgens zu laufen oder abends noch ins Gym zu gehen. Obwohl ich ganz genau weiß: Mein Körper ist mein Kapital. Und es wäre töricht, mit diesem Kapital schlampig umzugehen. Trotzdem: Manchmal fehlt einfach der nötige Antrieb, das Fitness-Programm durchzuziehen. Dann zahlt es sich besonders aus, einen Personal Trainer zu haben. Manager, Stars wie Madonna oder Oprah Winfrey, Athleten, aber auch Normalbürger leisten sich gerne die ganz speziellen Dienste von Personal Trainern (Stundenhonorar: ab 40 Euro). Nach seinem Sieg bei den Australien Open erklärte Andre Agassi: »Dieser Erfolg ist kein Wunder, sondern das Ergebnis von intensivem Training mit meinem Personal Trainer.« Der hatte den trägen Tennis-Champ durch hartes Basis-Training systematisch fit gemacht: Kraft, Ausdauer, Beweglichkeit und Koordination. Mein Personal Trainer in meiner aktiven Zeit war Oliver Schmidtlein. Der 40-Jährige ist gelernter Sportphysiotherapeut und arbeitete auch schon für Boris Becker. Derzeit ist er Fitnesscoach für die Fußball-Nationalmannschaft. Der Job eines Personal Trainers ist umfassend: Er hilft der Motivation auf die Sprünge. Er unterstützt Sie dabei,

FORM HALTEN…

sich konkrete Ziele zu setzen sowie Trainingspläne zu erarbeiten und die dann auch einzuhalten, um die gesteckten Ziele zu erreichen. Er sorgt dafür, dass Übungen möglichst sauber ausgeführt werden und die Ernährung aufs Training abgestimmt ist. Er kundschaftet Laufstrecken aus und ist dabei – als Mitläufer. Wenn auf Reisen kein Gym zur Verfügung steht, switcht er um: Krafttraining mit dem Thera-Band. Ein guter Personal Trainer wie Oliver versteht zudem noch viel von Massage. Er macht abends meine Muskeln weich. Meist muss er aber hart sein, weil er seinem Klienten ja Beine machen soll – aber bitte fachmännisch.

DER POWER-CIRCLE

Auf den nächsten Seiten finden Sie acht knackige Übungen, die Sie in einem Rutsch, also ohne Pause, durchziehen sollten: 10 Minuten intensives Training. Der Power-Circle ist anstrengend – aber das Ergebnis kann sich schon bald sehen lassen.

- **BALLET-SQUATS** Kräftigen die Oberschenkel und formen den Po
- **PUSH-UPS** Kräftigen die Arme und die Brustmuskulatur
- **PO-POSITION** Die wirksamste Übung für den Po
- **MATTENSCHWIMMEN** Die gesamte Rückenmuskulatur wird wunderbar gestärkt
- **HOLZHACKEN IM LIEGEN** Kräftigt die schrägen Bauchmuskeln, die wiederum die Rückenmuskulatur unterstützen
- **RÜCKENSTÜTZE** Kräftigt unteren Rücken, seitliche Bauchmuskulatur und Po
- **SPRINGER** Formt und stärkt Po und Beine
- **REVERSE CRUNCH** Kräftigt die untere Bauchpartie

Achten Sie bei allen Übungen auf eine stabile Spannung im Rumpf. Spannen Sie sowohl Gesäß als auch Bauchmuskulatur an!

FORM HALTEN...

1. Ballett-Squats

- **WIE GEHT'S?** Füße in V-Stellung, etwas mehr als hüftbreit auseinander. Die Hände am Becken abstützen. Jetzt langsam in die Kniebeuge (»Squat«) gehen, den Oberkörper dabei aufrecht halten und versuchen, nicht mit den Knien vor die Zehen zu kommen. Beim Aufrichten den Po aktiv anspannen.
- **WOFÜR IST ES GUT?** Kräftigen die Oberschenkel, formen den Po.
- **WORAUF KOMMT ES AN?** Die Knie über die Fußmittelachse schieben.
- **WIE OFT?** 20 bis 25 Wiederholungen.

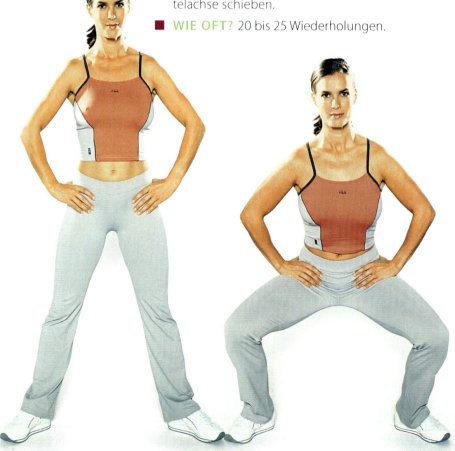

FORM HALTEN...

2. Push-ups

- **WIE GEHT'S?** Die Hände etwas mehr als schulterbreit in Brusthöhe auf den Boden setzen. Das Körpergewicht stützt auf den Knien ab. Knie, Becken und Kopf sind möglichst auf einer Linie. Bei angespannten Bauch- und Pomuskeln die Arme beugen und strecken.
- **WOFÜR IST ES GUT?** Kräftigen die Arme und die Brustmuskulatur.
- **WORAUF KOMMT ES AN?** Bauch und Po anspannen und so das Becken nicht ins Hohlkreuz durchhängen lasen. Der Kopf bleibt neutral in der Verlängerung der Wirbelsäule.
- **WIE OFT?** 10 bis 15 Wiederholungen.

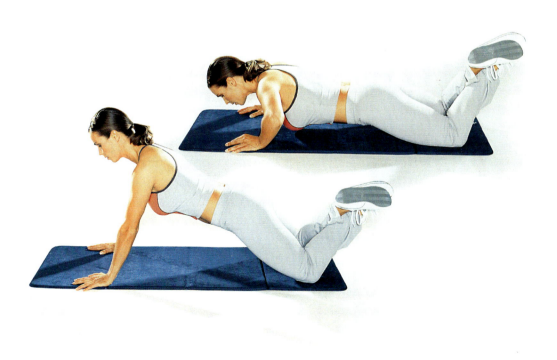

FORM HALTEN…

3. Po-Position

- **WIE GEHT'S?** Sie liegen auf dem Rücken, die Hände neben dem Körper. Der linke Knöchel liegt auf dem rechten, gebeugten Knie. Nun mit der rechten Ferse abdrücken und den Po maximal anspannen, während Sie das Becken vom Boden anheben. Dann das Ganze mit der anderen Seite.
- **WOFÜR IST ES GUT?** Die wirksamste Übung für den Po.
- **WORAUF KOMMT ES AN?** Im Idealfall bleiben die Bauchmuskeln dabei angespannt. Den Kopf nicht abheben.
- **WIE OFT?** Jede Seite 25-mal.

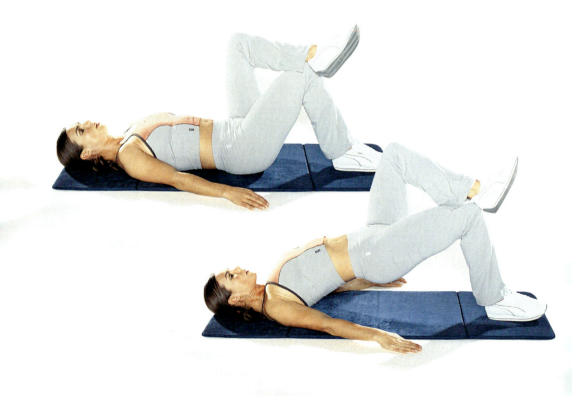

FORM HALTEN...

4. Mattenschwimmen

- **WIE GEHT'S?** Bauchlage. Die Beine ausgestreckt, die Füße aufgestellt. Der linke Arm ist angewinkelt, der rechte weit über dem Kopf gestreckt. Der Rumpf ist zur linken Seite geneigt. In der Bewegung wird er nach rechts geneigt, die Arme bewegen sich entsprechend umgekehrt.
- **WOFÜR IST ES GUT?** Die gesamte Rückenmuskulatur wird wunderbar gestärkt.
- **WORAUF KOMMT ES AN?** Die Bewegung soll langsam und fließend sein; auf rhythmische Atmung achten.
- **WIE OFT?** Jede Seite 25-mal.

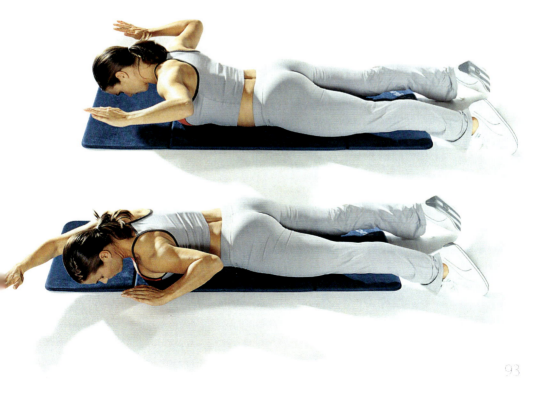

FORM HALTEN...

5. Holzhacken im Liegen

- **WIE GEHT'S?** Rückenlage. Die Beine sind aufgestellt. Jetzt mit beiden gestreckten Armen von weit über den Kopf zum gegenüberliegenden Knie ziehen.
- **WOFÜR IST ES GUT?** Kräftigt die schrägen Bauchmuskeln, die wiederum die Rückenmuskulatur unterstützen.
- **WORAUF KOMMT ES AN?** Aus der vollen Streckung kommen. Das Becken bleibt immer am Boden. Der Blick folgt immer der Phantasie-Axt.
- **WIE OFT?** Jede Seite 15-mal.

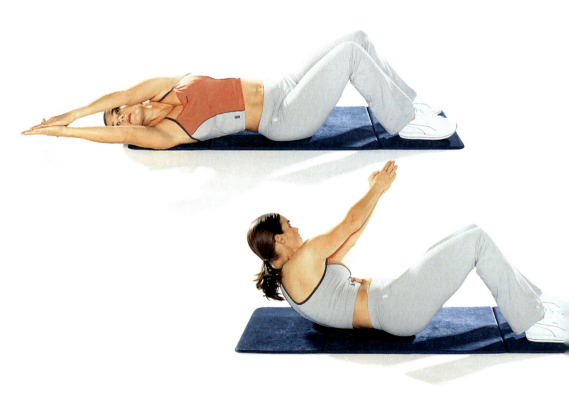

FORM HALTEN...

6. Rückenstütze

- **WIE GEHT'S:** In Seitlage das untere Knie anwinkeln und auf dem Ellbogen abstützen. Den Po maximal anspannen. Das obere gestreckte Bein bewegt sich in dieser Stellung auf und ab. Nach oben hin drehen Sie die Ferse zur Decke.
- **WOFÜR IST ES GUT?** Kräftigt unteren Rücken, seitliche Bauchmuskulatur und Po.
- **WORAUF KOMMT ES AN?** Nicht in der Hüfte abknicken, der ganze Körper bleibt gestreckt.
- **WIE OFT?** Jede Seite 20 Wiederholungen.

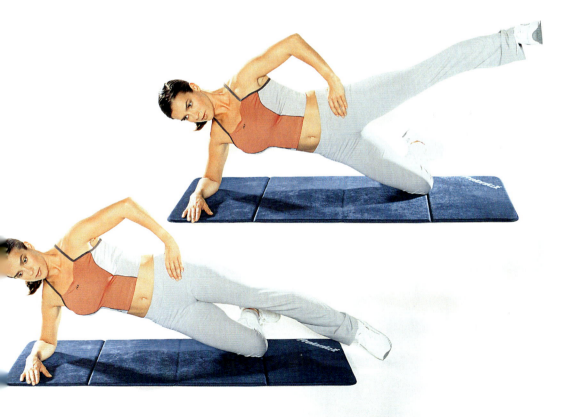

FORM HALTEN…

7. Springer

- **WIE GEHT'S?** Füße hüftbreit auseinander, Knie gebeugt, Arme seitlich neben dem Körper. Jetzt schnelles Abspringen aus den Oberschenkeln, die Beine dabei strecken.
- **WOFÜR IST ES GUT?** Formt und stärkt Po und Beine.
- **WORAUF KOMMT ES AN:** Halten Sie den Oberkörper aufrecht.
- **WIE OFT:** 10 Wiederholungen.

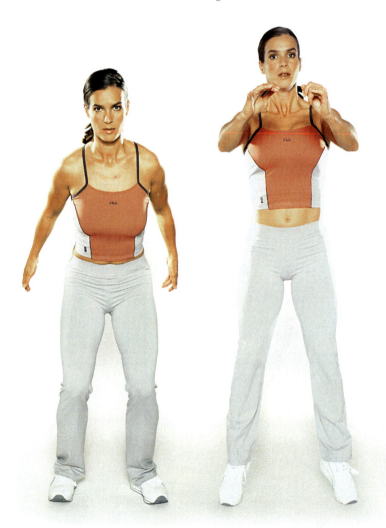

8. Reverse Crunch

- **WIE GEHT'S?** Auf dem Rücken liegend die Hände links und rechts am Boden ablegen. Die Füße schweben über dem Becken. Sie müssen nicht unbedingt voll gestreckt sein. Dann das Becken nur leicht vom Boden abheben und langsam wieder zurücksinken lassen (Zeitlupentempo).
- **WOFÜR IST ES GUT?** Kräftigt die untere Bauchpartie.
- **WORAUF KOMMT ES AN?** Die Füße gerade zur Decke bewegen, das Becken dabei anheben und nicht aufrollen. Konzentrieren Sie sich dabei auf die unteren Bauchmuskeln.
- **WIE OFT?** 10 Wiederholungen. Anfänger schaffen zunächst sicher weniger.

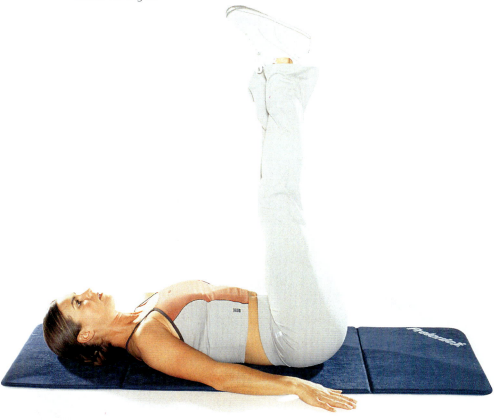

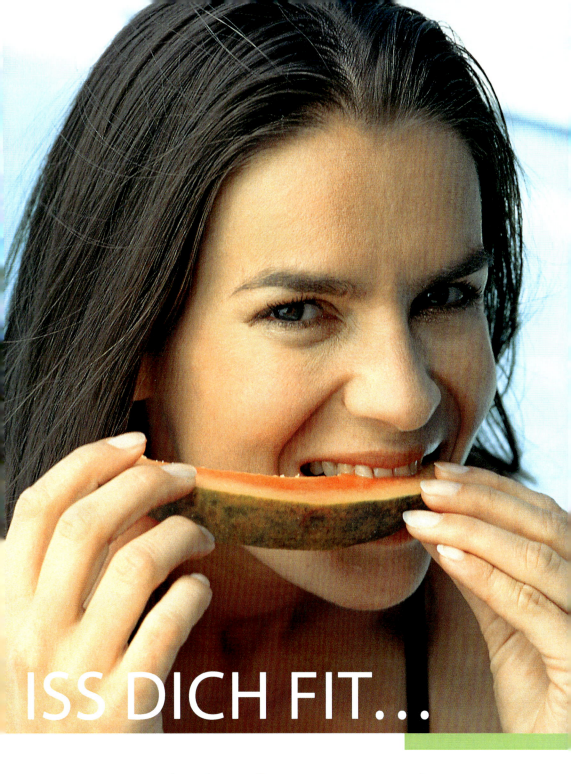

ISS DICH FIT...

Wie Sie sich durch gute Ernährung Diäten ersparen

ISS DICH FIT…

CLEVER ESSEN…
Schlank mit Genuss

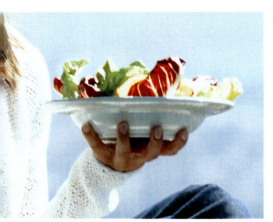
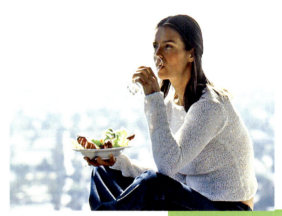

VATI KOCHT SO GERNE. Vati kocht auch gut. Aber Vati kocht – wie wahrscheinlich viele – meistens ziemlich fett. Viel zu fett. Leider. Früher ließen wir ihm das durchgehen. Er wusste es nicht besser, wir machten uns keinen Kopf über gesundes Essen. Jetzt aber haben wir ja reichlich Informationen über den engen Zusammenhang zwischen Ernährung, Körpergefühl und Leistung. Und deshalb schimpfe ich manchmal mit unserem Koch des Hauses, wenn er wieder gedankenlos alten Gewohnheiten folgt, also seiner Vorliebe für Fettes. Immerhin: Sogar Vati lernt langsam dazu und achtet ein bisschen besser auf die Zutaten.

DIE VERSORGUNGS-FORMEL für körperliche Bestform ist ganz einfach: Wer von seinem Körper Leistung und Schönheit verlangt, muss ihm auch geben, was er braucht – am besten beste Qualität. »Der Mensch ist, was er isst« – manche können diesen alten Klassiker (1850) von einem gewissen Ludwig Feuerbach vielleicht nicht mehr hören. Aber besser lässt sich einfach nicht auf den Punkt bringen, wie wichtig vernünftige Ernährung ist. Vernünftige, also gesunde und vollwertige Ernährung heißt: ausreichend Eiweiß, reichlich Kohlenhydrate, wenig Fett, viel Obst, Gemüse und Kräuter, weil die lebenswichtige Vitamine, Spurenelemente, Mineral- und Ballaststoffe enthalten.

ISS DICH FIT...

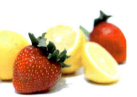

Grün, Gelb, Rot – halten Sie sich bei Ihrer Ernährung an die Ampelfarben. Genießen Sie also täglich grünes, gelbes und rotes Obst und Gemüse – da steckt eine Vielfalt der unterschiedlichsten Gesundmacher drin.

Es ist nicht nur wichtig, was wir essen, es ist auch wichtig, wann wir essen. Wenn wir kein Leistungstief erleben wollen, müssen wir unseren Körper über den Tag hinweg mit Energie versorgen. Neben den drei Hauptmahlzeiten (Frühstück, Mittag- und Abendessen) sind deshalb mindestens zwei kleine Zwischenmahlzeiten empfehlenswert. Nur so bleibt der Blutzuckerspiegel konstant, nur so sinkt die Leistung nicht ab. Eine über den Tag verteilte Nährstoffzufuhr sorgt auch für eine bessere Aufnahme von Vitaminen und Mineralstoffen. Warum? Große Einzelmahlzeiten können die Ablagerung der Energie in Fettdepots fördern.

ESSEN FÜR DIE GUTE LAUNE. Hunger schlägt immer auf die Stimmung. Denn das Gehirn braucht Energie. Damit es bestens funktionieren und Wohlbefinden erzeugen kann, braucht es nämlich auch jene biochemischen Bausteine, aus denen der Stoffwechsel so genannte Neurotransmitter herstellt. Das sind Botenstoffe. Vor allem Serotonin und Noradrenalin sind für unseren Gefühlshaushalt entscheidend. Um sie aufbauen zu können, benötigt der Körper bestimmte essentielle Aminosäuren. Die kann der Körper selbst nicht herstellen, sie müssen mit der Nahrung aufgenommen werden. Gute Lieferanten sind Obst (Bananen, Feigen, Ananas), Vollkorn, Nüsse, Hülsenfrüchte und Kartoffeln. Auch Kakao (also Schokolade) enthält große Mengen von Tryptophan, eine Aminosäure zur Bildung des Stimmungsmachers Serotonin.

START IN JEDEN TAG: ERST MAL EIN GROSSES GLAS WASSER TRINKEN!

FASTFOOD und Kantinenfutter, das ist der Alltag. Singles wärmen Fertigprodukte in der Mikrowelle auf. Das Resultat: Hierzulande sind 40 Prozent der Menschen zu dick, alarmierende 17 Prozent leiden bereits an krankhafter Fettsucht. Übergewicht ist fast immer ein schweres persönliches Problem und Schicksal, das oft auch aufs

ISS DICH FIT…

Berufsleben durchschlägt. Im Fastfood-Paradies USA gilt die Formel: Jedes Pfund mehr auf der Waage entspricht 1000 Dollar Jahreseinkommen weniger.

10 goldene Regeln

- **VERBOTE** sind verboten. Essen Sie mit Genuss und Lust. Denn alles was verboten ist, gewinnt an Reiz. Wirksamer ist der umgekehrte Effekt: Stellen Sie sich vor, Sie müssten sich jeden Tag jede Menge Nougat reintun…

- **VIELSEITIG** – aber nicht zu viel. Essen Sie abwechslungsreich. Ihr Speiseplan sollte täglich reichlich frisches Obst und Gemüse enthalten, mindestens zweimal wöchentlich Fisch, weniger Fleisch und Wurst, wenig Salz und Zucker, möglichst wenig Fett und Alkohol.

- **HÖREN** Sie auf Ihren Magen. Hungergefühle nicht ignorieren, sonst rächt sich der Organismus mit Heißhunger. Essen Sie, wenn der Magen knurrt, rechtzeitig eine Kleinigkeit (Obst, eine Karotte, Knäckebrot).

- **LANGSAM** essen. Es dauert 15 bis 25 Minuten, ehe der Magen Sättigungssignale ans Hirn schickt. Zwischendurch mal das Besteck aus der Hand legen, in kleinen Bissen essen. Nachschlag erst nach 10 Minuten verlangen.

- **MEHR VOLLKORNPRODUKTE** essen. Vollkornbrot, Naturreis und Getreidegerichte wie Müsli, Haferflocken, Keimlinge enthalten wichtige Nährstoffe, günstige Kohlenhydrate und liefern für die Verdauung Ballaststoffe.

- **WERDEN** Sie zum Pflanzenfresser. Pflanzliche Nahrung enthält die meisten gesundheitsfördernden Substanzen und ist dabei ausgesprochen fett- und kalorienarm. Fünfmal täglich Obst und Gemüse wäre optimal.

- **GEHEN** Sie mit der Natur. Wer genießt, was die jeweilige Jahreszeit und Landschaft zu bieten haben, fährt auf jeden Fall gesund. Halten Sie sich nach der Beerensaison an Trockenpflaumen und Rosinen. Knabbern Sie knackige Karotten und Brokkoli, genießen Sie herzhafte Tomatensuppen.

ISS DICH FIT…

- **BEILAGEN** sollte der meiste Platz auf dem Teller gehören, nicht der Portion Fleisch. Also Kartoffeln, Reis, Nudeln, Gemüse verdoppeln, Fleisch halbieren. Diese Verteilung gewährleistet eine optimale Nährstoffversorgung.

- **BEWUSST** essen. Werden sie zum Feinschmecker, der jeden Bissen auch wirklich genießt. Hastige Esser bringen sich nicht nur um den Genuss – sie futtern auch mehr, bis sie endlich ein Sättigungsgefühl spüren.

- **MEIDEN** Sie zu spätes Abendessen. Unsere Natur verübelt uns späte Schlemmerei (nach 21 Uhr). Die Verdauung verzögert sich. Der Organismus soll nachts nicht auf Höchststufe arbeiten, sondern regenerieren.

Zu den schlimmsten, leicht vermeidbaren **ESS-SÜNDEN** zählen:

- Mikrowellen- und Dosengerichte
- Süße und sehr zuckerhaltige Getränke
- Fette Wurst, Saucen, Dressings, Mayonnaisen
- Übermäßiger Genuss von Kaffee, Nikotin oder Alkohol
- Helle Teigwaren, Pommes frites, polierter Reis

GENIESSEN SIE Essen. Nehmen Sie sich Zeit. Hektisches Schlingen, lustlose Mümmelei so nebenbei, beim Fernsehen, im Stehen, beim Gehen – das ärgert den Magen. Die Folge: Funktionsstörungen in unserem Betriebssystem. Die Nährstoffe werden nicht vollständig verwertet. Das beeinträchtigt mittelfristig Gesundheit und Aussehen. Esskultur, so scheint's, leistet sich nur noch eine Minderzahl. Für die Mehrheit haben Mahlzeiten den besonderen Charakter verloren. Leider.

ISS DICH FIT…

ES IST SO ENTSCHEIDEND, WAS AUF DEN TELLER KOMMT

Vernünftige Ernährung ist ganz leicht

»**LASS DAS ESSEN** deine Medizin sein und die Medizin deine Nahrung!« Dieser Lehrsatz des alten Griechen Hippokrates ist rund 2400 Jahre alt – und so aktuell wie nie. Gesundheit und Ernährung hängen eng zusammen. Leider essen heute viele falsch – und falsche Ernährung ist gefährlich. Das raubt unserem Körper Energie, es schwächt ihn mehr, als es ihn stärkt. Durch bewusste Ernährung können wir aktiv dazu beitragen, dass es uns besser geht – vor allem auch, wenn wir älter werden (wollen). Damit kommt dem, was wir täglich auf unseren Teller legen, eine immense Bedeutung zu. Das sollten wir allerdings nicht als Belastung, sondern als Chance sehen. Denn es ist gar nicht so schwer, sich vernünftig zu ernähren. Essen Sie nur, was Sie gerne essen. Zwingen Sie sich zu nichts, nur weil es schlank macht. Was Sie mit Widerwillen essen, bringt nichts. Genießen Sie, was Sie essen. Gönnen Sie sich, was Sie wollen – aber in Maßen und ganz bewusst.

EINE GESUNDE KOST sollte sich ungefähr so zusammensetzen:

- 20 bis 25 Prozent Eiweiß (Milch, Joghurt, Hüttenkäse, Magerquark, Eier, Forelle, Scholle, Putenbrust, Hähnchen, Lamm, Beefsteak, Schwein, Tofu)
- 20 bis 25 Prozent Fett (Speiseöl, Margarine, Butter, Sahne, Weichkäse, Harzer Käse, Lachs, Nüsse, Hering, Makrele, Pistazien, Avocado, Salami, Mettwurst, Schinken, Leberwurst)

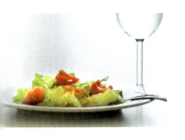

Die richtige Nahrung beeinflusst Vitalität, Figur und Lebensgefühl. Die richtigen Mengen in der richtigen Zusammensetzung zum richtigen Zeitpunkt – diese Faktoren können wir beeinflussen.

- 55 bis 60 Prozent komplexe Kohlenhydrate (Müsli, Vollkornbrot, Getreide, Nudeln, Reis, Kartoffeln, Mais, Möhren, Bohnen, Pilze, Orangen, Grapefruit, Kiwi, Äpfel, Aprikosen, Pflaumen, Erdbeeren, Kirschen, Weintrauben, Schwarzwurzeln, Honigmelone)

FRÜHSTÜCKEN Sie. Wenn Sie morgens schon etwas Vernünftiges essen (am besten Müsli mit Joghurt und Obst), sinkt erstens die Wahrscheinlichkeit, dass sich Ihr Essensrhythmus weiter in den Abend verschiebt, mit nächtlichen Kühlschrankattacken. Und zweitens sorgen so genannte langkettige Kohlenhydrate dafür, dass Sie konzentriert und voller Energie in den Tag starten und dass nicht nach einer Stunde wieder der Magen knurrt.

FRÜHER hatte auch ich schreckliche Essgewohnheiten. Morgens fette Thüringer Wurst aufs Brot. Oder dick Nutella. Oder dieser wirklich unsinnige Diätquatsch: morgens bloß ein Knäckebrot, mittags nur Reis mit Zitrone und Süßstoff. Und immer viel zu wenig getrunken. Puh, hab ich mich immer schlapp gefühlt. Heute beginnt mein Tag mit einem schönen Ritual: Kaffee aufbrühen, ein leckeres Obst-Müsli, am liebsten mit Mango. Dann den Computer an, E-Mails lesen. Duschen. Starker Start für mich. Wie gesagt: Ein ausgewogener Speiseplan ist beste Grundlage für die Gesundheit. Wer reichlich auf die pflanzlichen Fitmacher Obst und Gemüse setzt, rüstet damit auch wirksam gegen freie Radikale auf. Freie Radikale? Sie sind tückisch. Sie sind unsichtbare, weitgehend noch unbekannte, unterschätzte Winzlinge. So viel steht fest: Sie sind zur Gesundheitsbedrohung Nummer eins geworden – darin sind sich Mediziner einig. Freie Radikale nehmen unablässig unser Herz, die Haut, die Blutgefäße unter Beschuss – das Gewebe und alle Organe des Körpers.

Fatburner

Hungern, Crashdiäten, Kalorien sparen – das bringt garantiert keinen Erfolg. Wer schlank bleiben will, muss mehr Kalorien verbrennen. Die Fettverbrennung lässt sich mit ganz natürlichen Mitteln in Gang setzen – mit Fatburnern. Das sind Vitalstoffe, die den nötigen Zündfunken für die Bildung hilfreicher Hormone liefern.

ISS DICH FIT...

- **1. MAGNESIUM** organisiert die Sauerstoffversorgung der Zellen. Ohne Sauerstoff verbrennt kein Fett. Das Mineral ist in Bananen, Nüssen, Samen, Kernen, Kartoffeln und auch Käse enthalten.

- **2. JOD** Jodmangel macht dick. Jod wirkt wie eine Art Zündung für die Fettverbrennung im Stoffwechselmonitor, der Schilddrüse. Jod steckt in Milchprodukten, Käse, Seefischen und Soja.

- **3. CARNITIN** Dieser wichtige Eiweißstoff transportiert das Fett aus dem Blut heraus in die Zellen – zur Verbrennung. Quellen: Lammfleisch, auch Geflügel und Milchprodukte.

- **4. ZINK** baut Eiweißstrukturen, also Muskeln auf und stimuliert den Körper zur Produktion von Testosteron – das Hormon für innere Kraft und Antrieb. Täglich 15 mg Zink können für mehr Power sorgen.

- **5. METHIONIN** mischt beim Abtransport der Fette zur Verbrennung und Bildung von Stresshormonen mit. Die Aminosäure Methionin steckt in Leber, Eigelb, Fisch, Geflügel, Soja, Käse, Joghurt und Linsen.

- **6. TAURIN** wirkt bei der Fettverdauung mit und hilft der Hirnanhangdrüse, das fettschmelzende Wachstumshormon zu verschicken. Der natürliche Schlankmacher steckt in Leber, Krabben und Muscheln.

- **7. GLUKOGON** hilft Fett aus den Fettspeichern zu saugen. Das Hormon entsteht durch hochwertige Eiweißzufuhr: Joghurt, Quark, Fisch, Geflügel, Lamm, mageres Rindfleisch.

- **8. SOMATOTROPIN** sorgt während des Schlafs für die Erneuerung von Körpergewebe, was Energie kostet. Dafür muss hochwertiges Eiweiß zur Verfügung stehen, außerdem Vitamin C, B 6, Zink und Mangan.

ISS DICH FIT...

- **9. APFELESSIG** Ein Vitalstoffwunder. Bindet überschüssige Säuren im Körper, bringt das Säure-Basen-Gleichgewicht ins Lot und den trägen Stoffwechsel (z. B. nach zu viel Süßigkeiten) in Gang.

- **10. EIWEISS** pur (Roastbeef, Hähnchenfleisch, Forellenfilet, Tofu), dazu frischer Zitronensaft. So entstehen Aminosäuren, die die Hirnanhangdrüse erreichen und Wachstumshormone produzieren.

Dazu ein bisschen Biologie: Freie Radikale entstehen beim Stoffwechsel. Bei der Energiegewinnung in unseren Muskelkraftwerken werden mit Hilfe des eingeatmeten Sauerstoffs die Fett- und Aminosäuren sowie Glukose zu Kohlendioxid und Wasser verbrannt. So weit, so gut. Doch zwei bis fünf Prozent des Sauerstoffs werden unvollständig verarbeitet, und diese instabilen Moleküle wollen und können sich jetzt wie zerstörerische Vandalen austoben. Normalerweise schützt uns unser Immunsystem vor Angriffen oder der Körper kann Schäden rasch reparieren. Aber nur, wenn die aggressiven Moleküle nicht massenhaft produziert werden. Genau das wird durch unseren modernen Lebensstil gefördert: Bewegungsarmut, falsche Ernährung und Umweltgifte, Stress – alles steigert das Zerstörungspotenzial. In seinem Bestseller »So schützen Sie Ihre Gesundheit« erklärt Dr. Müller-Wohlfahrt, wie Sie die zerstörerische Kraft in Grenzen halten können. Wenn Sie sich zum Beispiel vernünftig bewegen. Wenn Sie sich bewusst und clever ernähren, wenn Sie sich mit Radikalenfängern (Antioxidantien) wie B-Vitaminen, Vitamin C und E, mit sekundären Pflanzenstoffen und den wirksamsten Mineralstoffen (Calcium, Magnesium, Kalium, Eisen) oder Spurenelementen (wie Zink, Selen, Kupfer) von innen stärken oder Nahrungsergänzungsmittel (Coenzym Q$_{10}$, schwefelige Aminosäuren) nehmen, um die körpereigenen Schutzmechanismen zu unterstützen.

RADIKALENFÄNGER können vagabundierende Moleküle unschädlich machen.

ISS DICH FIT...

Essen Sie Radikalenfänger: frische Salate, reichlich Obst und Gemüse, Olivenöl, phantasievolle Kräuter – so kommen Antioxidantien in geschmackvollster Form auf den Tisch: die Vitamine C und E und sekundäre Pflanzenstoffe. Diese bioaktiven Substanzen finden sich vorwiegend in der Schale und den Randschichten. Bitte Äpfel, Tomaten, Kartoffeln und Co. nicht schälen, häuten oder zerkochen. Das zerstört die wertvollsten, die wahren Gesundmacher. Sie werden immer noch unterschätzt: die bioaktiven Pflanzenstoffe.

Rund 10 000 dieser geheimnisvollen Substanzen sind schon bekannt. Sie senken das Krebsrisiko, den Cholesterinspiegel, sie schützen vor Infektionen – und sie hemmen die Bildung freier Radikaler.

DAS GEHEIMNIS der Gewürze. Sie verbessern nicht nur Aroma und Geschmack. Viele Gewürze sind auch gesundheitsfördernd. Besonders Basilikum, Bohnenkraut, Currypulver, Gelbwurz, Gewürznelken, Grüne Minze, Ingwer, Knoblauch, Lorbeerblatt, Majoran, Oregano, Rosmarin, Salbei

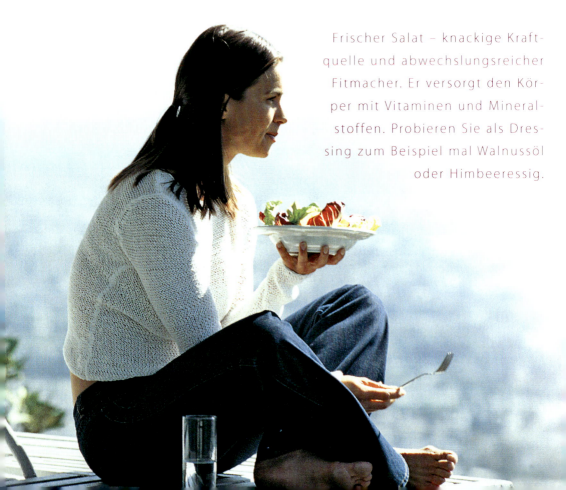

Frischer Salat – knackige Kraftquelle und abwechslungsreicher Fitmacher. Er versorgt den Körper mit Vitaminen und Mineralstoffen. Probieren Sie als Dressing zum Beispiel mal Walnussöl oder Himbeeressig.

ISS DICH FIT…

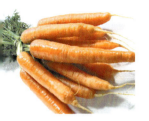

Ideal gegen den Hunger: Karotten – die Zwischendurchgeheimwaffe fürs Schlankbleiben. Sie haben Biss, befriedigen die Kau-Lust, sie sättigen, schmecken – und sie haben nur 28 Kalorien bei 100 Gramm.

und Tymian. Auch hier ist es der Gehalt an sekundären Pflanzenstoffen, der Kräuter und Gewürze zu altbewährten und anerkannten Naturarzneien macht. Diese Biostoffe regen die Verdauung an, sie wirken teilweise antibakteriell und sind gute Radikalenfänger, die zur Prävention von Herz-Kreislauf-Krankheiten und Krebs beitragen. Gewürze fördern den Appetit – und damit die Bildung von Speichel und Magensaft. Das wiederum beeinflusst die Verdauung günstig.

JEDER SIEBTE TAG sollte ein Entschlackungstag sein. Das reinigt den Organismus von Giften, kurbelt den gesamten Stoffwechsel an und erspart Ihnen die mühsame Frühlings-Fastenkur. Nehmen Sie sich eimal pro Woche einen festen Tag vor. Machen Sie zum Beispiel einen …

- SÄFTETAG – verzichten Sie auf Kaffee, Alkohol, Süßes, versuchen Sie nur mit Säften über die Runden zu kommen. Trinken Sie über den Tag verteilt auf fünf Portionen in kleinen Schlucken einen Liter Obst- und Gemüsesaft. Außerdem noch 1 ½ Liter Mineralwasser.

- OBSTTAG – essen Sie an diesem Tag nur frisches (Bio-)Obst. Wenn Sie allzu viel rohes Zeugs nicht vertragen: Sie können es abends auch leicht gedünstet zu sich nehmen und mit Zimt, Nelken oder Ingwer würzen. Dazu Fruchtsäfte – pur oder verdünnt.

- GEMÜSETAG – zum Frühstück ein-Möhren-Müsli, mittags einen knackigen Vital-Salat, abends Zucchini-Carpaccio. Verzichten Sie ganz auf Salz. Zwischendurch immer wirksam gegen Hunger: Gemüse-Sticks (Karotten, Gurken, Fenchel) mit Dip.

Unser Körper ist ein kompliziertes Wunderwerk, aber er funktioniert nach ganz einfachen Regeln: Wer mehr isst, als sein Körper verbraucht, nimmt zu. Wer weniger isst, nimmt ab. Wer clever isst, kann jede Diät überflüssig machen.

Vitalstoffe

Mineralstoff	Funktionen im Körper
Natrium	Reguliert den Wasserhaushalt in und außerhalb der Körperzellen und den Rhythmus des Herzens, überträgt Nervenimpulse und Muskelkontraktionen, stabilisiert den Kreislauf, aktiviert Enzyme. Achtung! Hypertoniker dürfen nicht überdosieren!
Calcium	Bildet und erhält die Zähne und Knochen, transportiert Nervenimpulse, unterstützt Muskelkontraktionen.
Kalium	Reguliert den Wasserhaushalt, stimuliert die Nervenimpulse, die Muskelarbeit, den Herzrhythmus und die Eiweißproduktion, senkt den Blutdruck.
Magnesium	Baut Zähne und Knochen auf, leitet Nervenimpulse weiter; wichtig für Blutgerinnung und Immunsystem; versorgt die Zellen mit Sauerstoff.
Phosphor	Baut Knochen und Zähne auf, reguliert die Muskelkontraktion; wichtig für die Energiegewinnung in den Zellen, die Blutgerinnung und die Gehirntätigkeit; leitet Nervenimpulse weiter.
Schwefel	Bildet Bindegewebe, Haut und Fingernägel, reguliert den Blutzuckerspiegel und entgiftet den Körper.
Chlorid	Verteilt die Flüssigkeiten in und außerhalb der Zellen, bildet Magensäure, transportiert Hormone.

Spurenelement	Funktionen im Körper
Eisen	Bildet Blut- und Muskelfarbstoffe, die Sauerstoff transportieren, produziert stoffwechselanregende Enzyme; wichtig für die Energiegewinnung bei Ausdauerleistung.
Fluor	Hemmt Karies verursachende Mundbakterien, baut Knochen, Bänder und Bindegewebe auf.
Zink	Stärkt das Immunsystem, produziert Insulin, steuert Wundheilung, Wachstum, Geschlechtshormone und enzymatische Abläufe; wichtig für Haut und Haare.

VITALSTOFFE

Wo enthalten?	Mangelsymptome	Tagesbedarf
Kochsalz, geräucherte und gepökelte Fleisch-, Wurst- und Fischwaren, Brot, Käse, Mineralwasser	Schwäche, nervöse Störungen, Teilnahmslosigkeit, Blutdruckabfall, Muskelkrämpfe	Ca. 120 mg
Milch, Milchprodukte, grünes Blattgemüse, Hülsenfrüchte, Nüsse, Zitrusfrüchte, Lachs, Sardinen	Muskelschwäche und Krämpfe, Knochenabbau, Nervosität, Veränderungen an Haut, Haaren, Zähnen	0,8–1,2 g
Vollkorngetreide, Brot, grünes Blattgemüse, Bohnen, Fleisch, Milch, Bananen, Orangen	Schwere- und Schwächegefühl in der Muskulatur, Störung der Herzfunktion, Verstopfung, Kreislaufkollaps, Hautkrankheiten, plötzlicher Blutdruckabfall	2,0–2,5 g
Sojabohnen, Nüsse, Fisch, Milch, Vollkorngetreide, Brot, grünes Gemüse	Muskelbeschwerden, Schwindel, Benommenheit, Unruhe, Herz-Kreislauf-Beschwerden, Gewichtsabnahme	300–600 mg
Fisch, Fleisch, Eier, Vollkorngetreide, Nüsse, Hefe, Käse	Mukelschwäche, Knochenbeschwerden, Nervenschwäche	1,0–1½ g
Eigelb, Fisch, Milch, Käse, Nüsse, Gemüse	Rissige, trockene Haut, brüchige Nägel, Haarausfall, Nervosität	Nicht bekannt
Alle kochsalzhaltigen Lebensmittel wie Wurst- und Fischwaren, Brot, Käse	Schlechte Verdauung, Muskelschwäche	2–3 g
Wo enthalten?	**Mangelsymptome**	**Tagesbedarf**
Fleisch, Leber, Fisch, Eigelb, grünes Gemüse, Vollkorngetreide, Nüsse, Brot, Bohnen, Sojaprodukte, Aprikosen	Appetitlosigkeit, schuppige Haut, verzögerte Wundheilung	15–20 mg
Fisch, Fleisch, Milchprodukte, Tee, Kaffee, Trink- und Mineralwasser, Sojabohnen	Infektanfälligkeit, Sehschwäche, Herzstörungen	50–200 µg (Millionstelgramm)
Fisch, Fleisch, Meeresfrüchte, Bohnen, Vollkorngetreide, Eier, Nüsse	Blutarmut, schnelle Erschöpfung, Müdigkeit, Appetitmangel.	10–25 mg, bei Blutverlust bis zu 50 mg

Vitalstoffe

Spurenelement	Funktionen im Körper
Selen	Schützt Zellen und Fette vor Oxidation, hält das Körpergewebe elastisch, entgiftet den Organismus.
Kupfer	Bildet die Farbpigmente in Haut und Haaren, produziert rote Blutkörperchen, reguliert enzymatische Stoffwechselabläufe und das Immunsystem.
Jod	Bildet Schilddrüsenhormone, die für Wachstum und Energieproduktion in den Zellen verantwortlich sind, wandelt die Nahrung in Energie um.
Mangan	Stimuliert antioxidative Enzyme, verwertet Fett besser, bildet Knorpel, entgiftet, hält Zellen jung.
Chrom	Reguliert den Blutzuckerspiegel, erhöht die Fettverbrennung und Kohlenhydratverwertung.

Vitamin	Funktionen im Körper
Vitamin A (Retinol)	Erneuert Zellen, wehrt Bakterien und Viren ab, schützt die Haut vor Umweltbelastungen und Sonnenschäden, erhält die Sehkraft.
Vitamin B	Hält die Knochen stabil, beruhigt die Nerven, stärkt das Immunsystem, die Muskeln und die Zähne.
Vitamin E	Schützt vor freien Radikalen, hält die Zellen jung, glättet die Gefäßwände, erhöht die Muskelkraft und die Ausdauer.
Vitamin K	Wichtig für die Blutgerinnung, Wundheilung und den Knochenstoffwechsel.

VITALSTOFFE

Wo enthalten?	Mangelsymptome	Tagesbedarf
Fisch, Fleisch, Vollkorngetreide, Milchprodukte, Sojabohnen	Karies, Knochenentkalkung	50 – 400 µg
Leber, Fisch, Schaltiere, Blattgemüse, Erbsen, Nüsse, Pilze, Vollkorngetreide	Blutmangel, geschwächte Abwehr, Hautausschlag	4 – 10 mg
Seefische, Gemüse, jodiertes Speisesalz	Kropf, Wachstumsstörung, Übergewicht, Konzentrationsschwäche, Müdigkeit	150 µg
Ananas, Nüsse, Hülsenfrüchte, Vollkorngetreide, Gemüse, Bierhefe, Kakao	Knochenschwäche, Nervenschwäche, häufige Infektionen	2 – 10 mg
Schwarzer Tee, Kakao, Honig, Nüsse, Vollkorngetreide, Käse, Fleisch, Pilze	Erhöhte Cholesterinwerte, Mattigkeit, Nervosität	50 – 200 µg

Wo enthalten?	Mangelsymptome	Tagesbedarf
Leber, Möhren, Grünkohl, Kürbis, Tomaten, Spinat, Aprikosen, Paprika, Eigelb, Butter	Nachtblindheit, brüchige Fingernägel, trockene Haare, Hautausschlag, häufige Infektionen	1500 – 10 000 I. E.
Eigelb, Leber, Seefisch, Milchprodukte, Avocados, Pilze	Rachitis bei Kindern, Knochenerweichung, Zahnausfall, Muskelschwäche, vergrößerte Gelenke, Aufregung, nervöse Störungen	50 – 100 µg
Kaltgepresste Pflanzenöle, Samen, Nüsse, Kerne, Vollkorngetreide, Eigelb, Blattgemüse	Müdigkeit, Leistungsschwäche, welke Haut, Unfruchtbarkeit, nervöse Reizbarkeit	50 – 100 µg
Grünes Blattgemüse, Kohl, Haferflocken, Eigelb, Käse, Tomaten, Leber, Milchprodukte	Blutende, schlecht heilende Wunden, Nasenbluten, Müdigkeit, Darmstörungen, Menstruationsbeschwerden	Frauen 60 – 65 µg; Männer 70 – 80 µg; Schwangere und Stillende etwas mehr

VITALSTOFFE

Vitalstoffe

Vitamin	Funktionen im Körper
Vitamin C (Ascorbinsäure)	Wehrt Krankheiten ab, steigert die Eisenverwertung, stabilisiert die Psyche, kräftigt Zähne und Zahnfleisch, hilft beim Schlankwerden und -bleiben, glättet Falten, schützt gegen vorzeitiges Altern, hält die Nerven gesund; wichtig für die Zellatmung.
Vitamin B1 (Thiamin)	Gewinnt Energie aus Kohlenhydraten, kräftigt das Nervensystem und die Herzfunktion, hält geistig frisch.
Vitamin B2 (Riboflavin)	Baut Muskeln beim Sport auf, produziert Stresshormone (Adrenalin), kurbelt den Fett- und Eiweißstoffwechsel an, regelt den Energiehaushalt; wichtig für die Zellatmung und eine gesunde Haut.
Vitamin B3 (Niazin)	Kräftigt das Nervensystem, stellt Energie bereit, baut Fett und Eiweiß auf bzw. ab; wichtig für den Gehirnstoffwechsel und die Sauerstoffkapazität des Bluts.
Vitamin B5 (Pantothensäure)	Baut Koenzym A auf und Fett ab, verhindert Entzündungen, produziert Antistresshormone; wichtig für den Energiehaushalt und für gesunde Haut und Haare.
Vitamin B6 (Pyridoxin)	Baut Aminosäuren auf, bildet Blut und Magensäure, reguliert das Immunsystem, den Wasserhaushalt und den Blutzuckerspiegel, hilft bei der Nervenarbeit und hält Natrium und Kalium in Balance.
Folsäure	Stärkt Nerven und Leber, sorgt für Dynamik, Zufriedenheit, gute Laune und Appetit; wichtig für die Zellerneuerung, das Wachstum und die Magen-Darm-Tätigkeit; bildet Blut.
Vitamin B12 (Kobalamin)	Bildet Blut, stärkt die Nerven, verbessert die Eisenverwertung, baut Knochen auf, unterstützt Wachstum, Energiestoffwechsel und Muskelarbeit.
Biotin	Wichtig für gesunde Haut, Haare, Fingernägel und Schleimhäute; gibt den Nerven Energie, sorgt für eine gesunde Darmflora, reguliert den Blutzuckerspiegel.
Cholin	Erhält Hirn- und Nervenzellen, reguliert den Fettstoffwechsel und den Cholesterinspiegel, unterstützt die Leber, entspannt, hält jung.

VITALSTOFFE

Wo enthalten?	Mangelsymptome	Tagesbedarf
Zitrusfrüchte, frisches Obst, Salat, Gemüse, Kartoffeln, Sojabohnen	Erkältungen, anfälliges Zahnfleisch, Krampfadern, Hämorrhoidalleiden, Müdigkeit, Konzentrationsmangel, Schlafstörungen, Nervenschwäche	1–3 g
Schweinefleisch, Vollkorngetreide, Nüsse, Samen, Gemüse, Kartoffeln, Leber, Hülsenfrüchte, Bierhefe	Konzentrationsmangel, Muskelkrämpfe, Müdigkeit, Reizbarkeit, Appetitmangel, depressive Verstimmungen, Herzrhythmusstörungen	10–100 mg
Leber, Huhn, Eier, Milch, Nüsse, Samen, Vollkorngetreide, Salat	Nur bei Unterernährung oder milchfreier Kost: brennende Augen, Risse an den Mundwinkeln und Lippen, schuppige Haut, Konzentrationsmangel	10–100 mg
Mageres Fleisch, Fisch, Geflügel, Gemüse, Weizenkeime, Bierhefe, Nüsse	Müdigkeit, Muskel- und Nervenschwäche, Reizbarkeit, Appetitlosigkeit, schlechte Haut, Durchfall	Frauen 15 mg; Schwangere, 17 mg; Stillende 20 mg; Männer 18 mg
Innereien, Hülsenfrüchte, Vollkorn, Eigelb, Grüngemüse, Weizenkleie, Milchprodukte, Gelée royale	Hautschäden, schlechte Wundheilung, Haarausfall, vorzeitig ergraute Haare, Taubheit und Krämpfe in den Gliedmaßen, Konzentrations- und Lernschwäche, Reizbarkeit	1–6 mg
Muskelfleisch, Leber, Vollkorn, Weizenkeime, Bierhefe, Fisch, Bananen, Hülsenfrüchte	Schlechte Haut, depressive Verstimmung, Gereiztheit, Haarausfall, Kreislaufstörungen, rissige Mundwinkel, Konzentrationsschwäche, Muskelschwäche	20–200 mg
Leber, Nieren, mageres Fleisch, dunkelgrünes, Blattgemüse, Erdbeeren, Käse, Bierhefe, Kartoffeln, Sojabohnen, Milch	Geistige Müdigkeit, Unruhe, Angst, Schlafstörungen, mangelnde Lebensfreude, Gedächtnisschwäche, Wachstumsstörungen, Blutarmut	1–5 mg
Fleisch, Leber, Nieren, Fisch, Eier, Milch, Käse, Hefe	Blutarmut, Schleimhautschäden, Müdigkeit, Depression, Nervosität, Sehprobleme	15–150 µg
Orangen, Leber, Eigelb, Tomaten, Sojamehl, Sojabohnen, Bierhefe, Nüsse	Fettige oder trockene Haut, stumpfe Haare, brüchige Nägel, Abgespanntheit, Muskelschmerzen	30–300 µg
Eigelb, Leber, Vollkorn, Gemüse, Bierhefe, Lezithin	Vergesslichkeit, Konzentrationsschwäche, Ein- und Durchschlafstörungen, Angstzustände, Kreislaufbeschwerden	50–100 mg

ISS DICH SCHÖN...

10 Lebensmittel für die Schönheit

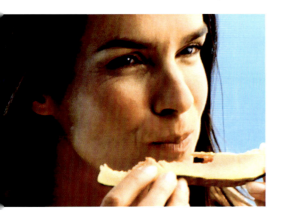 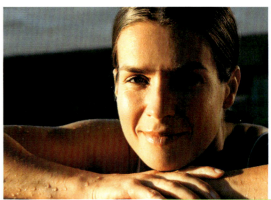

NUR WENN die Versorgung unserer 70 Billionen Körperzellen mit Nährstoffen reibungslos funktioniert, stellt sich automatisch das Strahlen ein. Ja, er stimmt, dieser Spruch, mit dem uns schon unsere Omas kamen: Schönheit kommt von innen. Wie entstehen denn Falten? Ganz schnell. Wenn die ständige Neuzufuhr von Biostoffen ins Haut- und Bindegewebe nicht mehr reibungslos funktioniert, werden die Körperzellen alt.

Die Schönheit von Haut und Haaren ist von zahlreichen Biostoffen abhängig. Manchmal reagiert der Körper auf hektischen Lebenswandel sofort – und mit unschönen Mitteln: schlechter Atem, säuerlicher Schweiß oder Ringe unter den Augen.

■ Alkoholfreies **BIER** ist ein echter Schönheitsdrink. Bierhefe enthält viel Zink (schützt Haut und Haar vor Schadstoffen aus der Umwelt), vier Fünftel aller lebenswichtigen Aminosäuren und einen hohen Anteil an B-Vitaminen.

■ Brauner **ZUCKERSIRUP** (statt Zucker oder Kandis) enthält viel Eisen (wichtig für den Kollagenaufbau; Kollagene – Eiweißkörper im Bindegewebe – sorgen für Elastizität von Haut und Gewebe).

ISS DICH SCHÖN…

- Frische ANANAS enthält reichlich Bromelain, das entzündungshemmend wirkt. Hilft beim Abbau von verhärteter Haut, mildert Krampfaderbeschwerden und sorgt für erhöhte Zufuhr wichtiger Aminosäuren, die auch den Kollagenaufbau fördern.

- Wasser und speziell MINERALWASSER ist ein echter Lebensquell und unentbehrlich für alle Stoffwechselvorgänge. Trinken Sie ausreichend und vermeiden Sie dadurch trockene Haut, vermehrte Fältchenbildung, erschlafftes Gewebe und viele andere Unannehmlichkeiten.

- ÄPFEL stärken die Abwehrkräfte und machen schöne rote Bäckchen; das Pektin des Apfels sorgt für straffe Haut. Ein geriebener Apfel (mit Schale) und einen TL Honig verrühren und auf das gereinigte Gesicht geben. Rund 20 Minuten einwirken lassen. Lauwarm wieder abspülen.

- JODSALZ statt Speisesalz. Denken Sie daran: Die Schilddrüse steuert das Gewicht und ist unser Gute-Laune-Zentrum. Dafür braucht sie täglich 100 Mikrogramm Jod. Essen Sie also auch mehr Seefisch.

- SAUERKRAUT als innerer Reinemacher. Mal einen Tag nur Sauerkraut (am besten frisches aus dem Reformhaus) essen und dazu stilles Wasser trinken – das fegt im Nu ein Kilo weg.

- Heißes ZITRONENWASSER (eine halbe Zitrone für ein Glas) auf nüchternen Magen geschlürft – das hat natürliche Reinigungskraft und bringt außerdem die Entschlackung auf Touren.

- EIGELB enthält das nötige Schwefel für die Zellbildung. Alle drei Tage ein Ei wäre das Gelbe vom Ei.

- NÜSSE (reich an Vitamin E), Samen und Kerne sind für den kleinen Hunger zwischendurch das Beste. Oder Rosinen statt Schokolade.

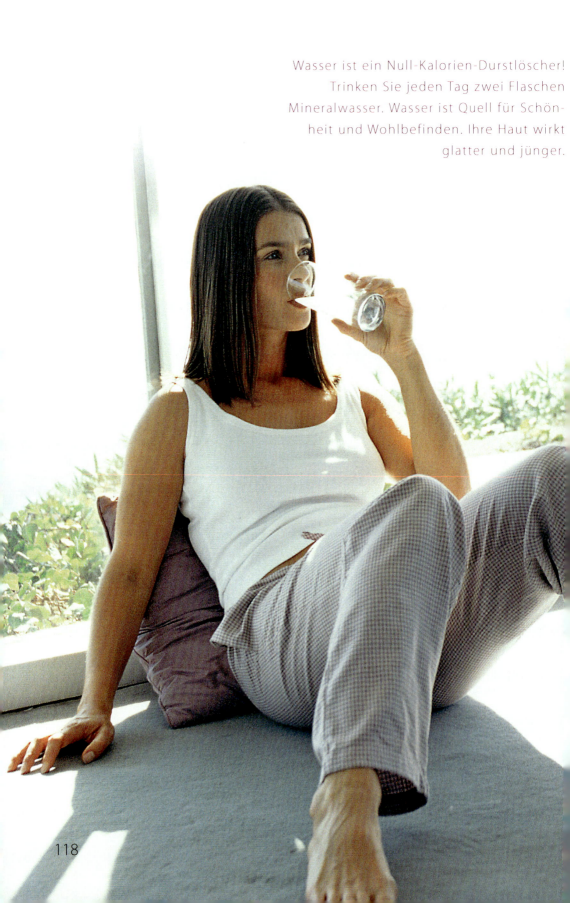

Wasser ist ein Null-Kalorien-Durstlöscher! Trinken Sie jeden Tag zwei Flaschen Mineralwasser. Wasser ist Quell für Schönheit und Wohlbefinden. Ihre Haut wirkt glatter und jünger.

TRINK DICH FIT!

Flüssigkeit – der Wasserträger für bessere Leistung

Schlucken Sie so viel wie möglich

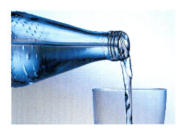

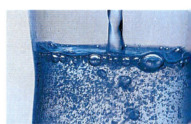

WIE WICHTIG Wasser für unseren Körper ist, wird immer noch unterschätzt. Immerhin bestehen fast zwei Drittel des Körpers aus Wasser. Etwa die Hälfte des Körperwassers sitzt in den Muskeln. Aber auch im Gehirn steckt reichlich Wasser – es besteht zu 75 Prozent, unser Blut sogar zu 90 Prozent aus Wasser. Fest steht: Viele Körperfunktionen hängen von einer ausreichenden Flüssigkeitszufuhr ab:

- Wasser ist die Substanz, die für die gesunde Funktion von Herz, Kreislauf und Nieren zuständig ist.
- Wasser ist elementares Kühlmittel für den Stoffwechsel-Motor und sorgt bei warmem Wetter (als Schweiß) dafür, dass die Betriebstemperatur im grünen Bereich bleibt.
- Wasser hilft bei der Müllentsorgung: Es schwemmt die Stoffwechselreste (Kohlendioxyd, Milchsäure) aus, die dann über die Nieren durch den Urin ausgeschieden werden.
- Wasser schmiert die Gelenke und bettet Gewebe und Organe ein.
- Wasser löst die Nährstoffe auf und transportiert sie über das Blut zu allen Körperzellen und Organen.

Jetzt wird sicher klar, warum Wasser unser allerwichtigstes Nahrungsmittel ist – die Quelle unseres Lebens.

DER KÖRPER trocknet aus, wenn Sie zu wenig trinken. Das Blut wird dickflüssiger und fließt langsamer, die Muskeln werden

TRINK DICH FIT!

schlechter mit Sauerstoff und Nährstoffen versorgt. Die Folgen: Konzentration und Koordination, Antrieb und Leistung lassen rasant nach. **Mindestens zwei Liter Flüssigkeit brauchen wir am Tag.** Trinken Sie immer schon, bevor der Durst sich meldet. Im Gegensatz zum Hungergefühl wird Durst erst sehr spät wahrgenommen.

Klar, wenn wir schwitzen, verlieren wir Wasser. Aber nicht nur dann. Während Sie schlafen, geht viel Flüssigkeit verloren, schon allein durch den Atem. Trinken Sie also morgens als erstes ein großes Glas Leitungswasser, Mineralwasser oder Saft. Und nehmen Sie zwei Flaschen Mineralwasser mit ins Büro, trinken Sie alle halbe Stunde ein Glas – auch, wenn Sie im Moment vielleicht wenig Durst verspüren. Machen Sie reichlich Wasser trinken zu einer festen Gewohnheit. Aber: Nicht allein die Menge macht's. Viel trinken ist wichtig, aber es muss auch das Richtige sein. Favorit sind Saftschorlen, die aus einem Teil Obstsaft und zwei Teilen Mineralwasser bestehen. Sie löschen nicht nur den Durst, sie enthalten auch Mineralstoffe. Das Mineralwasser sollte reich an Magnesium sein und dabei doppelt so viel Calcium enthalten wie Magnesium. Prinzipiell sind noch folgende Getränke empfehlenswert: Früchtetees, Gemüsesäfte und Obstsäfte; nicht jedoch so genannte Fruchtsaftgetränke oder Nektar. Die sind viel zu zuckerhaltig. Wer Milch mag, versorgt sich gut mit Calcium. Allerdings ist Milch kein Durstlöscher.

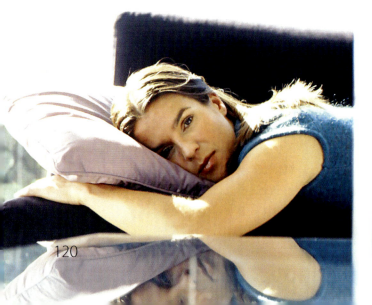
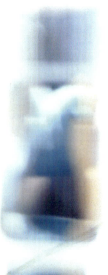
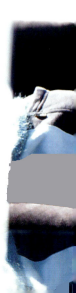

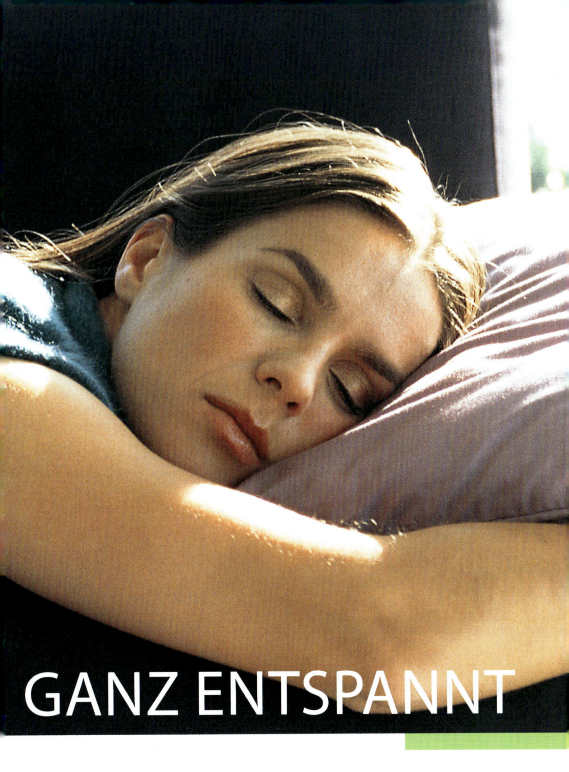

GANZ ENTSPANNT

Wie Sie ganz leicht Ihre seelische Balance finden

GANZ ENTSPANNT

LASSEN SIE ZWISCHENDURCH DIE SEELE BAUMELN

Entspannung heißt Ent-Spannung

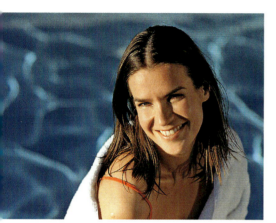
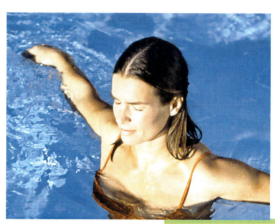

NIEMAND kann ständig nur auf Hochtouren laufen, auf der Überholspur leben, voll durchpowern. Auch Sie werden sich auf Dauer nur wohl fühlen und letztlich auch erfolgreich sein, wenn Sie trotz äußeren Drucks lässig, leistungsfähig und liebenswürdig bleiben. Wenn Sie zum Beispiel in brenzligen Situationen einen kühlen Kopf bewahren, wenn Ihnen Konzentration und Kreativität nicht flöten gehen. Wenn Sie innerlich ausgeglichen sind. Wie fast immer im Leben kommt es auf ein gesundes Gleichgewicht an: auf ein ausgewogenes Verhältnis zwischen Arbeit und Muße, zwischen Anspannung und Entspannung.

LUST AM LEBEN: EIN BUCH LESEN, BUMMELN, FREUNDE TREFFEN, EINE TASSE TEE – ALLES, WAS MAN GERNE MACHT, IST GUT FÜRS WOHLBEFINDEN UND SORGT FÜR ENTSPANNUNG.

AUSZEITEN. Entspannung bedeutet, sich für eine Weile auszuklinken aus der Welt und ihren Problemen – sich zum Beispiel nicht mehr aufzuregen.

GANZ ENTSPANNT

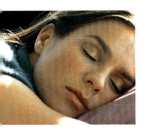

Führen Sie ein Stress-Tagebuch: Notieren Sie abends Ärger, Neid und Frustgefühle, aber auch was Sie erfreut, beglückt, befriedigt hat. So erkennen Sie, in welchen Situationen Ihnen mehr Gelassenheit gut täte.

Entspannung heißt, die Seele baumeln lassen, eine Erholungspause zulassen, eine Pause zum Kräftesammeln. Auszeiten müssen sein, sonst verlieren Sie Spannkraft, Gesundheit und brennen irgendwann aus (Burn-out-Syndrom). Beim Entspannen kommt es ganz entscheidend auf Ihre innere Einstellung an: Gewinnen Sie eine positive Einstellung zu sich. Akzeptieren Sie die eigenen Bedürfnisse. Lachen Sie auch mal über sich selbst. Lassen Sie sich Zeit. Nehmen Sie sich Zeit für Dinge, die Sie gerne tun. Nehmen Sie sich Zeit – fürs Nichtstun. Messen Sie sich nicht ständig mit anderen. Schaffen Sie sich Ruhe- und Rückzugszonen. Genießen Sie auch mal eigene Erfolge, ehe Sie sich wieder neuen Herausforderungen stellen. Kennen Sie den Sinnspruch, den ein Dichter namens Oettinger formulierte? »Herr, gib mir die Gelassenheit, die Dinge hinzunehmen, die ich nicht ändern kann. Verleihe mir den Mut, die Dinge zu ändern, die ich ändern kann, und schenke mir die Weisheit, das eine vom anderen zu unterscheiden.« Einfach genial, dieser lebensweise Spruch.

ÜBERPRÜFEN Sie Ihren Lebens- und Arbeitsstil: Gönnen Sie sich ausreichend Muße und Regeneration? Wenn Sie feststellen, dass Sie zu oft und zu lange unter Strom stehen oder häufig schlechter Stimmung sind, weil Sie sich schlapp und ausgelaugt fühlen, sollten Sie folgende Strategien in Ihren Alltag einbauen: Reservieren Sie eine, besser zwei Stunden am Tag ganz für sich allein. Tun Sie in dieser Zeit nur das, was Ihnen wirklich Spaß macht – vermeiden Sie alles, was Leistungsdruck, Hektik und Frustgefühle oder Stress verursacht. Verbringen Sie diese Zeit in angenehmer Umgebung, vorzugsweise mit Müßiggang, körperlicher Entspannung (Sport, Spazierengehen) und mit Muße (zum Beispiel Lesen, Hobbys, Gespräche). Auch körperliche Aktivität (Sport, schnelles Gehen, kurze, schnelle Spaziergänge oder Radfahren) gehört dazu; das ist entspannend, wenn Sie sich müde und abgespannt fühlen. Beobachten Sie sich selbst: Zu welchen Tageszeiten sind Sie eher ruhig, entspannt und ausgeglichen, und wann kippt Ihre gute Stimmung um? Wie fühlen Sie sich etwa morgens, zu Arbeitsbeginn? Wie und wann

GANZ ENTSPANNT

versuchen Sie, Ihre Müdigkeit, Anspannung oder Erschöpfung zu überspielen? Wann greifen Sie zu Zigaretten oder Süßigkeiten? Wann tagträumen Sie, wann grübeln Sie, wann und wie häufig entkommen Sie dem Stress und der Müdigkeit durch passive Entspannung, zum Beispiel durch Fernsehen? Wann haben Sie Ihre starken Zeiten? Wann Ihre Tiefpunkte? Finden Sie für sich die Muster und Rhythmen Ihrer Stimmungsumschwünge heraus. Protokollieren Sie mal eine Zeit lang Ihr Befinden, um sich selbst Klarheit zu verschaffen.

LERNEN SIE NEIN! ZU SAGEN. TRAUEN SIE SICH, MAL EINEN KORB ZU GEBEN. LASSEN SIE SICH NICHT ALLE MÖGLICHEN AUFGABEN UND PFLICHTEN AUFBRUMMEN. SAGEN SIE HÖFLICH NEIN!

ENTSPANNUNG will gelernt sein. Entspannung kann man nicht erzwingen oder auf Knopfdruck haben – auch mit Hightech-Apparaten geht das nicht. Den Zustand der Entspannung müssen Sie selbst herstellen, Entspannung ist etwas Aktives. Zum Beispiel Spazierengehen oder Sport. Entspannung muss man erfühlen und erleben. Zum Beispiel mit Hobbys oder als aktiv genutzte Freizeit. Nehmen Sie sich Zeit. Schaffen Sie sich eine angenehme Umgebung, einen behaglichen, ruhigen Raum oder gehen Sie an die frische Luft, in die Natur. Entspannung kann man nicht einfach nur wollen. Entspannung heißt: ganz einfach loslassen; das, was gerade ist, hinter sich lassen. Ganz bewusst und hingebungsvoll. Zum Beispiel mit Schmökern, mit Schmusen, mit Nichtstun. Hören Sie einfach nur gemütlich Musik, gehen Sie in die Sauna oder in den Garten, um da zu wühlen oder nur zu schauen. Wenn in Ihrem Leben diese Balance zwischen Anspannung und Ent-Spannung gestört ist, entsteht irgendwann unweigerlich ein Gefühl der Leere, der inneren Unruhe und Unzufriedenheit – des Misserfolgs. Sie empfinden Stress.

STRESS ist ein Ereignis oder eine Situation, die wir als einschränkend und bedrohlich für unser Wohlbefinden wahrnehmen. Wenn Sie nicht zu Ihren Gefühlen stehen und Aggressionen schlucken; wenn Sie Ihre Gefühle (Wut, Freude, Schmerz, Trauer, Liebe) nicht ausleben; wenn Sie Ihre Bedürfnisse unterschlagen; wenn Sie sich ständig selbst überfordern; wenn Sie dauernd im Zeitdruck sind; wenn Sie Geldsorgen haben und sich selbst ausbeuten. Stress heißt eigentlich: Ich habe Angst, etwas nicht zu schaffen. Wir spüren eine unangenehme körperliche Spannung. Wir fühlen uns ausgeliefert. Stress ist nichts anderes als eine besondere Belastung. Zu viel Stress macht krank. Körper und Psyche sind aber erst dann überfordert und schließlich krank, wenn immer wieder Stresshormone den Körper durchströmen, wenn wir dem Körper und der Psy-

GANZ ENTSPANNT

che zwischendurch keinerlei Erholung und Entspannung gönnen – das zermürbt allmählich. Stress ist immer ein subjektiver Faktor, der sich oft nur im eigenen Kopf entwickelt. Sie können jedoch mit Stress fertig werden.

DER ERSTE SCHRITT ist einfach: Entscheiden Sie sich einfach gegen den Stress! Sie haben nämlich fast immer die Wahl: Sie können unabänderliche Tatsachen akzeptieren oder aber ständig gegen Windmühlen ankämpfen. Auch Stressreaktionen wie Angst, Ärger und Aufregung haben damit zu tun, wie hoch Ihre Stresstoleranz ist. Damit ist ein »dickes Fell« gemeint.

DER ZWEITE SCHRITT ist nicht ganz so leicht: Finden Sie Distanz und die »richtige« (positive) Einstellung: zu sich selbst, zu anderen, zu den Ereignissen und Umständen.

DER EINFACHSTE, unaufwendigste Weg zur täglichen Entspannung führt über diese sieben Stufen:
- Wählen Sie ein Wort, einen Begriff, dem Sie Ihre totale Aufmerksamkeit (Fokus) schenken wollen, oder konzentrieren Sie sich nur auf Ihren Atem
- Sitzen Sie ruhig in einer bequemen Haltung
- Schließen Sie die Augen
- Entspannen Sie die Muskeln
- Atmen Sie langsam und natürlich, wiederholen Sie Ihr Fokus-Wort jedes Mal beim Ausatmen
- Bleiben Sie passiv, kümmern Sie sich nicht darum, ob Sie es gut machen. Wenn Ihre Gedanken wandern, lenken Sie sie auf den Fokus zurück
- Halten Sie diese Prozedur 10 bis 20 Minuten durch

ENTSPANNUNG DURCH ANSPANNUNG

Wenn Sie zum Beispiel nach einem anstrengenden Tag nicht abschalten können, wirkt progressive Muskelentspannung Wunder. Bei dieser Methode nach Dr. Edmund Jacobson geht der Entspannung eine Muskelanspannung voraus.
- Legen Sie sich bequem hin. Schließen Sie die Augen. Ballen Sie die rechte Hand zur Faust, maximal, und spüren Sie die Spannung. Halten Sie diese Spannung einige Sekunden und heben Sie dann die Anspannung wieder auf.
- Konzentrieren Sie sich darauf, wie locker sich Ihre Arme nun anfühlen. Ruhen Sie sich aus.
- Lenken Sie die Aufmerksamkeit auf Ihre linke Hand; ballen, spannen und entspannen Sie in gleicher Weise.
- Konzentrieren Sie sich danach wieder auf die rechte Hand, den rechten Unterarm und den rechten Oberarm.
- Dann auf die linke Hand, den linken Unterarm und Oberarm. *(Fortsetzung auf S. 129)*

GANZ ENTSPANNT

1. Nackenmuskulatur

- **WIE GEHT'S?** Setzen Sie sich bequem hin. Lassen Sie das linke Ohr zur linken Schulter fallen. Ohne Druck auszuüben die linke Hand auf den Kopf legen und die rechte sanft nach unten ziehen, bis Sie einen leichten Zug spüren.
- **WIE LANGE?** Jede Seite je nach Wohlgefühl ein paar Momente halten.

Verspannungen lassen sich mit einfachen Übungen lösen. Nehmen Sie sich zwischendurch ein paar Minuten Zeit zur Entspannung – diese Investition lohnt sich.

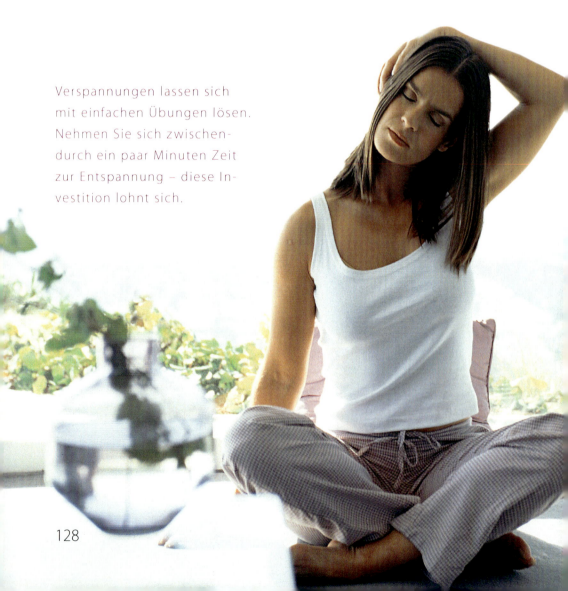

GANZ ENTSPANNT

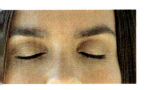

Hilft beim Relaxen: Behaglichkeit, Reizarmut, frische Luft, Stille.

(Fortsetzung von S. 127)

- Dann auf Ihr Gesicht. Spannen Sie die Gesichtsmuskeln an, runzeln Sie die Stirn, ziehen Sie die Mundwinkel zurück. Beißen Sie die Zähne aufeinander und halten Sie die Spannung. Entspannen. Noch einmal das Gleiche.
- Konzentrieren Sie sich auf Ihre Nacken- und Rückenmuskeln.
- Atmen Sie ganz tief ein – und noch etwas tiefer – und halten Sie den Atem an. Lassen Sie den Atem hinausströmen. Atmen Sie noch ein paar Mal tief und ganz ruhig und gleichmäßig.
- Lenken Sie Ihre Aufmerksamkeit auf Ihr rechtes Bein.
- Und dann auf Ihr linkes Bein.

2. Nackenübung mit Partner

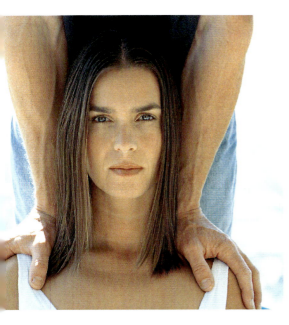

- **WIE GEHT'S?** Sie sitzen, der Partner steht hinter Ihnen. Seine Arme sind gestreckt, die Hände auf der Schulter neben dem Hals aufgestützt. Mit seinem Körpergewicht drückt er Ihre Schultern nach unten.
- **WORAUF KOMMT ES AN?** Beim tiefen Einatmen ziehen Sie die Schultern gegen seinen Widerstand nach oben. Beim Ausatmen lockerlassen.
- **WIE OFT?** 8- bis 10-mal wiederholen.

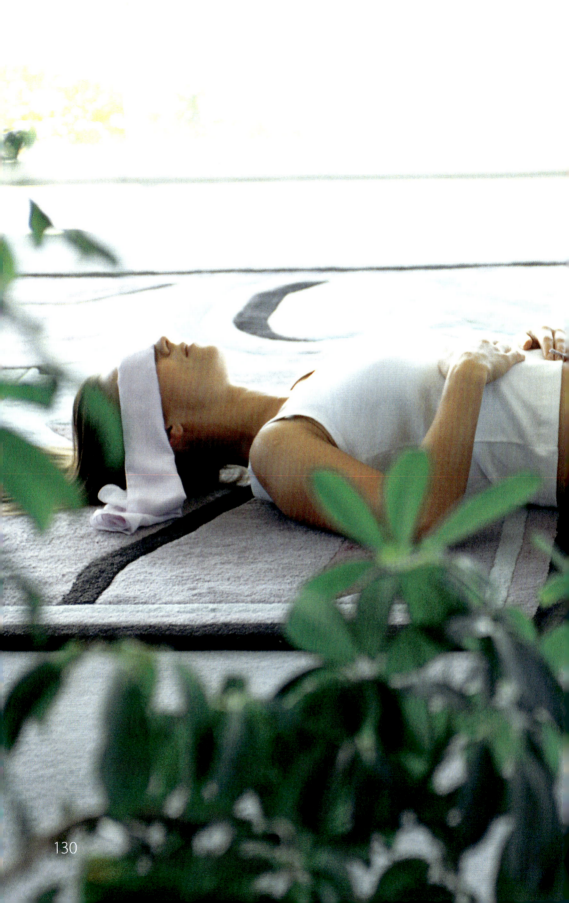

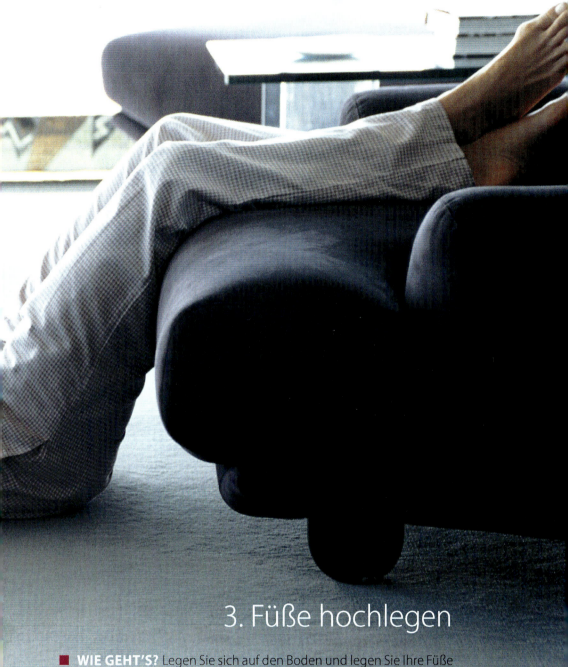

3. Füße hochlegen

- **WIE GEHT'S?** Legen Sie sich auf den Boden und legen Sie Ihre Füße auf einen Sessel, Stuhl oder aufs Sofa. Machen Sie sich's richtig bequem, schalten Sie total ab. Decken Sie die Augen zu. Vielleicht nehmen Sie sogar noch Ohrenstöpsel.
- **WORAUF KOMMT ES AN?** Konzentrieren Sie sich nur auf Ihre Atmung.
- **WIE LANGE?** Mindestens 10 Minuten, besser 20 Minuten. Danach stehen Sie langsam über die Seite auf und setzen sich für eine Weile hin. Genießen Sie diesen entspannenden Moment.

GANZ ENTSPANNT

SOFORTMASSNAHMEN
Wie Sie sich schnell erholen

DISTANZ SCHAFFEN Verlassen Sie erst mal den Ort Ihres Stresses oder Ärgers, drehen Sie ihm im wahrsten Sinne des Wortes den Rücken zu. Gehen Sie in einen Park, gehen Sie spazieren. Bewegen Sie sich!

BUCHEN Sie ein, zwei Stunden im Day-Spa. Diese moderne Art Tagesbad ist eine Mischung aus Kosmetiksalon und Kurhaus, Wellnesslandschaft und Bühne für wohlige Erlebnisse. In immer mehr Großstädten finden Sie solche Verwöhn-Oasen für Körper und Seele.

DURCHATMEN Wer gestresst ist, atmet automatisch schneller und flacher. Schließen Sie deshalb die Augen, Kopf hoch, Brust raus, Bauch rein. Entspannen Sie die Schultern und atmen Sie bewusst ruhig, gleichmäßig und tief in den Bauch – mindestens 10 Minuten lang.

STRECKEN Sie sich: Stress erzeugt Muskelverspannungen. Wenn Sie Ihre Muskeln lockern, empfinden Sie weniger Anspannung.

> KALTE DUSCHE AKTIVIERT SCHILD-DRÜSENHORMON T3: EIN STOFF-WECHSELTURBO.

KAUEN Sie: Viele neigen bei Stress dazu, die Zähne aufeinander zu beißen. Von dort breitet sich die Spannung über Schultern, Nacken und Hals aus, bis Sie sich total verspannt fühlen. Bewegen, lockern Sie also Ihren Unterkiefer, schieben Sie ihn hin und her. So verlieren die Kiefernmuskeln ihre Spannung und Sie haben das Gefühl, nicht mehr verspannt zu sein.

GÄHNEN Sie. Ja, richtig gelesen! Normalerweise signalisiert der Körper auf diese Weise sein Verlangen nach frischer Luft. Aber Gähnen ist auch die natürlichste Form der intensiven Tiefatmung.

SCHAUEN Sie in die Ferne. Treten Sie ans Fenster und lassen Sie einfach Ihren Blick schweifen. Das hilft, um abzuschalten. Öffnen Sie jede Stunde das Fenster und atmen Sie tief die Frischluft ein. Besonders im Winter, wenn Sie viel in der Bude hocken.

HÖREN SIE MUSIK Mit speziellen Beruhigungskassetten (New Age, Softrock) können Sie sich erfolgreich »besänftigen«. Idealerweise sollte das Tempo etwas langsamer als der Herzschlag sein.

TAUCHEN Sie in warmes Wasser. Wenn wir angespannt und ängstlich sind, zirkuliert weniger Blut durch unsere Gliedmaßen. Heißes Wasser fördert wohltuend die Durchblutung. Der Körper fühlt sich entspannt. Es muss kein Vollbad sein. Im Büro werden Sie ohnehin kaum in eine Wanne steigen können, aber lassen Sie wenigstens heißes Wasser über die Hände (Puls) und Unterarme laufen.

TAUCHEN SIE WEG – gedanklich. Visualieren Sie. Schließen Sie die Augen und tauchen Sie mit Ihrer Vorstellungskraft total und mit allen Sinnen in Ihre Lieblingskulisse ein. Etwa ans Meer oder auf eine Alm. Achten Sie auf Geräusche, Düfte, fühlen Sie den Wind, die Sonne.

SCHREIEN Sie sich frei! Wenn Sie Aggressionen unterdrücken, Frust schieben oder Stress haben, laufen zahlreiche Körperfunktionen auf Hochtouren und belasten den Organismus. Befreien Sie sich durch eine alltagstaugliche Variante der Urschrei-Therapie. Trommeln Sie zusätzlich mit den Fäusten gegen eine Wand. Sie sollten das außer Hörweite tun, um sicher zu sein, dass niemand die weiß gekleideten Männer ruft.

HEISSER WASCHLAPPEN: Vielleicht kennen Sie das Gefühl von einem nächtlichen Trip im Flugzeug. Puh, was fühlen wir uns da zerschlagen. Und dann bringt die Stewardess heiße Waschlappen, die wir uns dankbar ins Gesicht drücken und dann in den Nacken. Die Hitze erweitert Äderchen, was die Durchblutung fördert – und ungemein belebt.

ENERGIE UND ENTSPANNUNG DURCH BEWUSSTES LUFTHOLEN
So verbessern Sie Ihre Atmung

LERNEN Sie, Ihren Atem zu kontrollieren, bewusst wahrzunehmen, ihm nachzuspüren. Nur durch die Bauchatmung wird unser Organismus bestens belüftet. Tiefe Atemzüge tragen dazu bei, das Netzwerk der Kapillaren zu vergrößern. Diese Kleinst-Blutgefäße tragen zur besseren Sauerstoffversorgung des Körpers bei. Wenn Sie nur mit der Brust atmen, müssen Sie doppelt so viele Atemzüge machen, um dieselbe Menge Sauerstoff zu bekommen wie mit einem tiefen Atemzug aus dem Bauch heraus. Bauchatmung sorgt dafür, dass genug Sauerstoff in die Lunge kommt und von dort in die Blutbahn eingeschleust wird – und dass das Abfallprodukt Kohlendioxyd

Stress kann eine positive Energiequelle sein

Stress ist für mich nicht zwingend etwas Negatives. Stress kann durchaus eine positive Energiequelle sein. Eine bestimmte Art von Stress tut mir tatsächlich gut, weil er mich zwingt, gewisse Sachen wegzublocken, mich besser zu organisieren, manches wegzuschieben, bis es an der Reihe ist. Stress ist immer ein subjektives Gefühl, das im Kopf entsteht. Es gibt ja positiven Stress (Eustress), der pushen und anspornen kann, und negativen Stress (Disstress), der sich als quälende Dauerbelastung bemerkbar macht. Klar, Überforderung und Versagensängste drücken auf die Gesundheit. Wir machen uns Stress fast immer selbst, zum Beispiel auch durch bestimmte Sätze, die wir gewohnheitsmäßig sagen: »Ich muss unbedingt…«, »Wie furchtbar, dass…«, »Ich habe Angst davor, dass…« – solche Floskeln schwächen unsere Kraft und sind nichts weiter als hausgemachter Stress. Viel sinnvoller und erfolgsversprechender wäre es doch, schwierige Situationen und Aufgaben als interessante, spannende Herausforderung zu betrachten. Erfolgsdruck stresst natürlich auch, dieser Anspruch, immer gut sein zu müssen. Das schlechte Gefühl lässt nach, wenn ich gut vorbereitet bin, wenn ich weiß: Ich habe alles Nötige getan! Bei den Dreharbeiten zu dem Märchenfilm »Die Eisprinzessin« hatte ich vier Wochen Oberstress, aber trotzdem und vielleicht

GANZ ENTSPANNT

gerade deshalb konnte ich so konzentriert an dem Projekt arbeiten. In Stresssituationen habe ich gelernt, auch mal **NEIN!** zu sagen. Und mich selbst immer wieder zu fragen: Was ist wirklich wichtig und was ist unwichtig? Ich habe übrigens drei Methoden, wie ich Stress sehr schnell abbauen und neue Energie rasch aufbauen kann. Erstens: Bewegung. Zweitens: Bewegung. Drittens: Bewegung. Oder, am allerliebsten, eine Massage.

komplett wieder heraustransportiert wird. Die Bauchatmung ist uns angeboren. Doch im Laufe der Jahre (Haltungsfehler, Bewegungsmangel, Nachlässigkeit) mutieren viele zu hastigen Flachatmern, sie atmen nur noch mit der Brust. So wird lediglich verbrauchte Luft in den Atemwegen hin- und hergeschoben, nur noch der obere und mittlere Teil der Lunge genutzt. Das untere Drittel verkümmert, der Blutkreislauf wird ungenügend versorgt. Wie wichtig unsere Atmung als Basis für ein vitales Leben ist, drückt sich in vielen Redewendungen aus: »Das hält mich in Atem«, »Mir stockt der Atem«, »Nun hol erst mal tief Luft«, »Da bleibt mir glatt die Luft weg«, »Ich mache meinem Herzen Luft«, »Das ist atemberaubend«, »Ich brauche eine Atempause«, »Da muss man einen langen Atem haben«, »Jetzt kann ich endlich aufatmen«. Durch richtiges Atmen können Sie Stimmung und Energiefluss und Erholung schnell verbessern. Atmen – das ist ja immerhin das Wichtigste, was wir in unserem Leben tun. Unser Atem versorgt den Körper bis in die letzten Zellen mit Sauerstoff und entsorgt das bei der Verbrennung entstandene Kohlendioxyd. Wir atmen nicht allein mit der Lunge, sondern auch mit Mund, Nase, Rachen, Brust- und Bauchmuskeln und dem Zwerchfell.

LEGEN Sie sich mit dem Rücken auf den Teppich. Unter den Nacken ein kleines Kissen

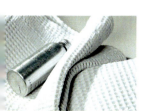

Eine Fußmassage entspannt und belebt. Die Durchblutung wird verbessert, vor allem werden innere Organe durch das Massieren der Reflexzonen positiv stimuliert.

GANZ ENTSPANNT

legen – dadurch werden Wirbelsäule und Brustkorb optimal entspannt. Atmen Sie nun kräftig durch die Nase aus. Dann einen Augenblick warten, bis Ihr Körper selbst das Signal zum Einatmen gibt. Nun nicht heftig, aber zügig einatmen. Legen Sie währenddessen am besten ein Telefonbuch auf den Bauch und stellen Sie bewusst das Heben und Senken des Oberbauches fest (durch die Bewegung des Zwerchfells). Der Brustkorb soll sich jedoch eher wenig bewegen. Auf dem Höhepunkt des Einatmens sofort wieder ausatmen. Machen Sie auf die eben beschriebene Weise 20 Atemzüge. Diese Übung täglich zwei- bis dreimal wiederholen. Ein kleine Investition, die sich auszahlt.

Lernen Sie die Bauchatmung im Stehen: Stellen Sie sich mit dem Rücken dicht an eine Tür oder Wand, die Beine leicht grätschen. Die Arme hängen locker herab. Nun den Kopf senken und durch die Nase kräftig ausatmen. Nach einer kurzen Pause zügig, aber nicht übertrieben einatmen, wobei der Kopf rückwärts geführt und die Wirbelsäule gestreckt wird. Das Kinn soll sich aber nicht in die Höhe recken – die Halsmuskeln müssen entspannt bleiben. Auf der Höhe der Einatmung sofort wieder ausatmen und dabei Kopf sowie Wirbelsäule nach vorn kommen lassen.

Lernen Sie die Bauchatmung im Gehen. Versuchen Sie bei einem Spaziergang im Grünen mal Folgendes: Innerhalb von drei Schritten bewusst ausatmen; wahrend der nächsten drei Schritte einatmen. Wer genügend Luft hat, kann nach dem Ausatmen ein oder zwei Schritte mit der Atmung aussetzen – lassen Sie den Körper antworten.

4. Nacken-Bälle

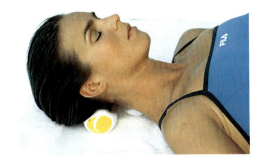

- **WIE GEHT'S?** Stopfen Sie zwei Tennisbälle in eine Socke und verknoten Sie die kleine Rolle. Legen Sie sie unter Ihren Hinterkopf, am Ansatz der kleinen Nackenmuskeln.
- **WOFÜR IST ES GUT?** Stress wirkt besonders auch auf unsere Nackenmuskulatur – die dann verspannt.
- **WIE OFT?** Nach rund 10 Minuten spüren Sie Entspannung, weil die Nackenmuskeln nachgeben.

5. Child's Pose

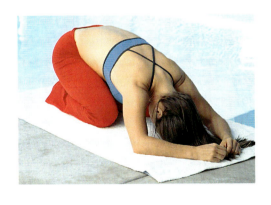

- **WIE GEHT'S?** Setzen Sie sich auf die Fersen, die Knie geöffnet, so dass Sie sich bequem nach vorne ablegen können. Die Stirn berührt den Boden. Die Arme liegen längs zum Körper oder oberhalb des Kopfes. Wenn Sie nicht auf Ihren Fersen sitzen können, klemmen Sie eine Decke zwischen Ober- und Unterschenkel.
- **WORAUF KOMMT ES AN?** Versuchen Sie, sich mit jedem tiefen Atemzug ein bisschen mehr fallen zu lassen.
- **WIE LANGE?** Mindestens zwei Minuten, besser länger. Achtung: Nach dieser Übung langsam aufstehen.

GANZ ENTSPANNT

6. Rücken-Rolle

- **WIE GEHT'S?** Legen Sie sich lang ausgestreckt auf den Boden und platzieren Sie ein aufgerolltes Handtuch unter die Schulterblätter.
- **WOFÜR IST ES GUT?** Um Verspannungen in der Rückenmuskulatur zu lösen.
- **WIE LANGE?** Bleiben Sie 10 bis 20 Minuten in dieser Position liegen. Atmen Sie tief und bewusst.

»Ach, wenn doch alle Übungen soooo schön wären, so schön leicht und relaxed. Das geht ja wie im Schlaf...«

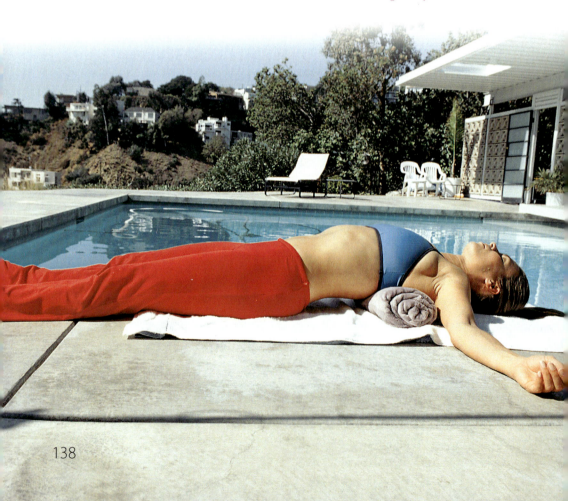

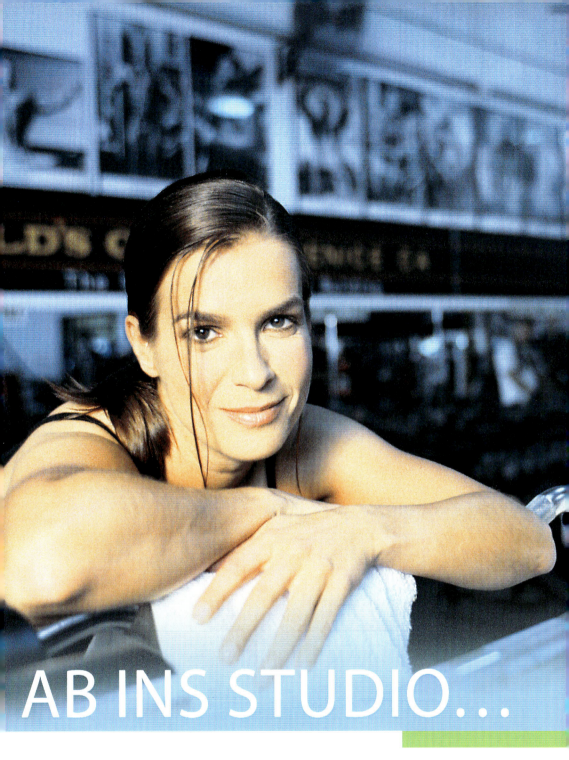

AB INS STUDIO…

Totale Fitness mit dem
Ein-Stunden-»Witt-Workout«

AB INS STUDIO...

MUCKIES MACHEN SPASS
Warum Krafttraining so wichtig ist

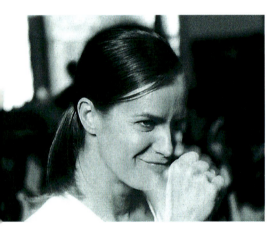
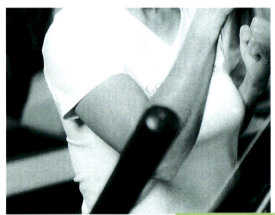

MANCHMAL, wenn die Tage in Los Angeles rappelvoll mit Terminen, Warterei, Anproben, Meetings sind, meldet sich mein Körper auf seine Weise. Er signalisiert: Hey, ich möchte mich noch anstrengen. Nach zwei, drei Tagen ohne Sport werde ich unausstehlich. Ich muss dann dringend Dampf ablassen. Mein Körper fühlt sich steif, er bittet um Bewegung. Er fühlt sich unausgelastet, er möchte unbedingt Belastung. Um meinem Körper Gutes zu tun und mein Gewissen zu beruhigen, fahre ich dann abends um zehn noch los. Ins Gold's Gym, Venice. Das hat bis spät in die Nacht geöffnet. Das Gold's Gym ist nicht irgendein Fitness-Studio, es ist legendär. Eine Institution. Experten wissen das, sie kennen diese Kathedrale der Kraftsportler. Ein gewisser Joe Gold hat das erste Studio hier vor 35 Jahren eröffnet (inzwischen gibt es Filialen auf der ganzen Welt). Sein Gym wurde zum Meilenstein in der Fitness-Bewegung. Für Bodybuilder ist das Gold's Gym eine Art Olymp. Hier ist selbst kurz vor Mitternacht noch richtig Betrieb. Das Gym ist die Bühne, auf der ständig eine Show namens Selbstinszenierung stattfindet. Hier treffen sich die wahren Fitnessfreaks, hier arbeiten sie an ih-

> DIE MUSKELN BESTIMMEN UNSERE KÖRPERFORM UND GEBEN UNS KONTUREN. DESHALB DÜRFEN WIR UNSERE MUSKELN NICHT VERNACHLÄSSIGEN.

AB INS STUDIO...

ren Körpern, selbstvergessen. Hier sind sie alle total mit sich beschäftigt, Managertypen und Models, ganz normale Büroarbeiter, arbeitslose Schauspielerinnen, unglaubliche Kavenzmänner – und Leute wie Sie und ich. Zweimal pro Woche gehe ich, wenn es passt, ins Gym. Ganz gern sogar. Mein Body-Workout dauert eine Stunde. Eine sehr intensive Stunde knackige Körperarbeit. Konzentrierter als im Gym lässt sich die Zeit kaum nutzen. Das kann richtig Spaß machen. Früher, als Leistungssportlerin, sah ich Krafttraining als Notwendigkeit an. Wir hatten ohnehin schon ein verdammt hartes Pensum, täglich 5 bis 7 Stunden Training, sechsmal in der Woche. Dreimal pro Woche Ballett. Fast täglich Laufen. Vor allem natürlich Eislauf-Training. Aber eben auch drei- bis viermal wöchentlich unsere Kraftzirkel. Nein, die eineinhalb Stunden waren nicht immer ein Vergnügen. Aber sie waren wichtig, um die Schnellkraft und Sprungkraft zu verbessern.

> ZWEIMAL PRO WOCHE KRAFTTRAINING IST IDEAL.

HEUTE SETZE ich das Training fort. Mehr denn je habe ich den Nutzen erkannt. Die Muskeln sind nun mal unser natürliches Korsett, das uns trägt und zum Beispiel vor Rückenschmerzen schützt. Mit trainierten Muskeln tragen wir leichter an uns. Die Muskeln bestimmen unsere Form. Schlaffe, untrainierte Muskeln lassen uns schlaff erscheinen. Mit gut ausgebildeten Muskeln verändert sich unsere Haltung, wir stehen sicherer, wir wirken selbstsicherer. Durch Krafttraining lässt sich der natürliche Verlust von Muskelmasse und Knochengewebe aufhalten, also der Altersprozess.

BODYBUILDING ist out, Bodystyling ist in. Es kommt nicht darauf an, dass Sie schwere Hanteln wuchten. Fein abgestimmte Körperarbeit funktioniert besser mit geringen Gewichten. Nein, auch ich gehe nicht an meine Grenzen, auf sehr schwere Gewichte verzichte ich. Maximal zwei Drittel meines Körpergewichts (55 Kilo) lege ich auf. Trotzdem bin ich hinterher immer froh über diese Stunde im Gym, ich bin stolz, dass ich mich manchmal noch so spät aufgerafft habe. Hinterher, nach der Anstrengung, fühle ich mich immer großartig. Also nichts gegen Krafttraining. Warum gehen Sie nicht regelmäßig ins Gym, am besten zweimal pro Woche? Zweimal pro Woche Krafttraining ist ideal.

SIE SIND HIER unter Gleichgesinnten. Das motiviert. Die Studio-Atmosphäre stimuliert. Sie können aus einer größeren Zahl von Maschinen wählen und finden elektronisch gesteuerte Ausdauergeräte, an denen vermeintlich öde Bewegungen Spaß machen. Das animiert. Sie können Trainer als Experten

AB INS STUDIO...

zu Rate ziehen, um individuelle Trainingspläne zu erarbeiten. Das inspiriert.

Nein, anders als vielleicht zu früheren Zeiten, sind Fitness-Studios auch keine skurrilen Versammlungsorte mehr, die vor allem narzisstische Eisenmänner und extreme Fitness-Fetischisten locken. Nein, es stinkt hier auch kaum mehr schrecklich nach Schweiß – ein Vorurteil. Apropos Vorurteile. Beim Thema Muskeln sind Märchen und Mythen ja immer noch reichlich verbreitet.

VORURTEIL NR. 1: Wenn ich mit dem Krafttraining aufhöre, erschlafft das Gewebe und die Haut hängt traurig herunter. **STIMMT NICHT!** Sie werden Muskeln nur langsam aufbauen können – und genauso langsam bauen sich Muskeln auch wieder ab. Das Gleiche gilt fürs Hautgewebe: Es passt sich Veränderungen ganz allmählich an.

VORURTEIL NR. 2: Muskeltraining macht steif und unbeweglich. **STIMMT NICHT!** Wenn Sie nach dem Workout regelmäßig Dehnübungen (Stretching) machen, verhindern Sie Muskelverkürzungen.

VORURTEIL NR. 3: Zu viel Muckies sind unweiblich, besonders muskulöse Arme (Bizeps) sind nicht schön für Frauen. **KEINE BANGE!** Wenn Sie nicht exzessiv wie eine professionelle Bodybuilderin trainieren, werden Ihre Muskeln nicht so stark wachsen, dass sie jede Bluse sprengen. Weil Frauen einen niedrigeren Testosteronspiegel haben, bauen Sie im Vergleich zu Männern nur sehr langsam Muskelmasse auf.

GERADE Frauen können mit Krafttraining ihre Figur erheblich verbessern. Warum? Untrainierte Muskeln wirken schwabbelig, weil ihr Tonus (die Ruhespannung) zu niedrig ist. Wenn Sie Krafttraining machen, also gegen einen Widerstand trainieren, wächst der Muskel, er nimmt an Volumen zu. Gleichzeitig können die Muskelzellen mehr Wasser aufnehmen. Folge: Der osmotische Druck erhöht sich, das Gewebe wird gefestigt. Diesen physikalischen Prozess kennen wir aus der Pflanzenwelt. Was passiert, wenn eine ausgetrocknete Blume begossen wird? Richtig: Sie richtet sich (wieder) auf.

STRAFF STATT SCHLAFF – wie sich Krafttraining auswirkt, zeigt sich deutlich am größten Muskel des menschlichen Körpers, dem Glutaeus maximus. Der große Gesäßmuskel wird schon bald zur schönen runden Sache. Aber auch die weiblichen Brüste lassen sich durch Krafttraining formen, obwohl die Brüste selbst nicht aus Muskulatur, sondern aus Fettgewebe bestehen. Hier werden die darunter liegenden Muskeln angehoben.

AB INS STUDIO…

WIE SIE IM GYM EINE GUTE FIGUR MACHEN

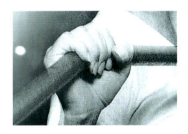

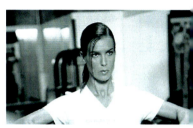

VORAUSSETZUNG für ein optimales und verletzungsfreies Krafttraining ist die korrekte Ausführung jeder Übung. Das gilt besonders für Anfänger. Lassen Sie sich also von einem erfahrenen Trainer einweisen und zeigen, worauf es bei jeder Übung ankommt.

- Nehmen Sie immer ein Handtuch mit. Oder legen Sie sich gerne in den Schweiß eines anderen?
- Ziehen Sie geschlossene Sportschuhe (mit fester Sohle) an, die stützen.
- Schaffen Sie sich gepolsterte, fingerlose Trainingshandschuhe an. Die schützen vor Schwielen.
- Schaffen Sie sich atmungsaktive, hautfreundliche Trainingsklamotten an (z.B. Goretex, Coolmax, Drylete); in Baumwollteilen kühlen Sie in den Pausen zwischen den Übungen aus.
- Führen Sie alle Bewegungen langsam aus.
- Bei der Anstrengung immer ausatmen. Im Zweifel nach Gefühl atmen, jedoch niemals die Luft anhalten.
- Machen Sie die Übungen anderer nicht einfach kritiklos nach. Im Zweifel immer einen Trainer fragen, wie es richtig ist.

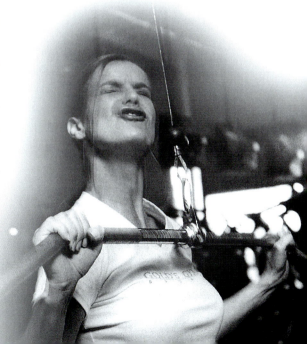

AB INS STUDIO…

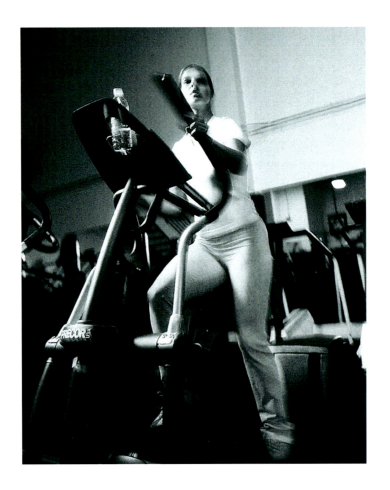

1. Crosstrainer

- **WIE GEHT'S?** Einfach aufs Gerät – und los geht's!
- **WOFÜR IST ES GUT?** Um den Kreislauf in Gang zu bringen und die Muskulatur zu erwärmen.
- **WORAUF KOMMT ES AN?** Widerstand so einstellen, dass Sie 10 Minuten gut durchhalten können.

AB INS STUDIO...

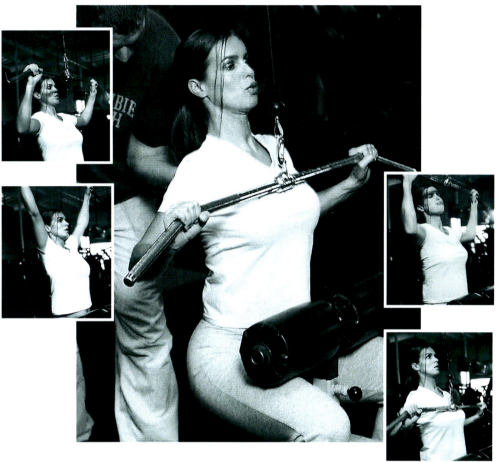

2. Lat-Ziehen

- **WIE GEHT'S?** Die Stange etwas mehr als schulterbreit greifen. Dann hinsetzen. Die Stange vor dem Körper bis zum Brustbein ziehen. Dabei ausatmen.
- **WOFÜR IST ES GUT?** Stärkt die Schulterblattpartie und die geraden Rückenstrecker (Latissimus).
- **WORAUF KOMMT ES AN?** Nicht zu weit zurücklehnen. Die Brust der Stange entgegenstrecken.
- **WIE OFT?** 15-mal, 3 Sätze. Dazwischen jeweils 30 Sekunden Pause.

AB INS STUDIO…

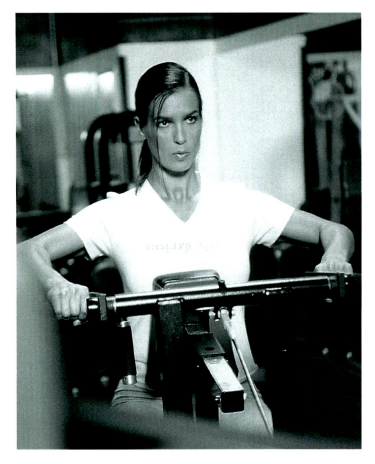

Bitte daran denken: Immer auf die Atmung achten. Bei der Anstrengung ausatmen, beim Loslassen einatmen. Scheuen Sie sich nicht, dabei laut zu stöhnen oder zu zischen.

3. Rudern im Sitzen

- **WIE GEHT'S?** In der Anfangspostion darf das Gewicht nicht aufliegen. Ziehen Sie die Griffe ganz zu sich heran, dann gleichmäßig zurückführen. Beim Heranziehen ausatmen.
- **WOFÜR IST ES GUT?** Kräftigt den ganzen Rücken.
- **WORAUF KOMMT ES AN?** Gerade Sitzposition. Schulterblätter bewusst nach hinten nehmen.
- **WIE OFT?** 12-mal, 3 Sätze.

AB INS STUDIO…

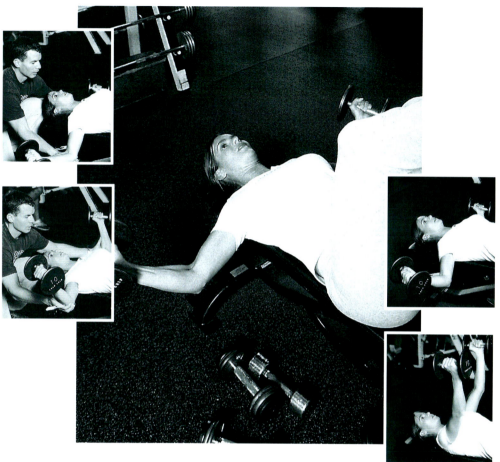

4. Flyings

- **WIE GEHT'S?** Rückenlage auf der Hantelbank. Die Kurzhanteln auf Brusthöhe seitlich nach unten führen. Die Ellbogen dabei leicht anbeugen und die Arme beim Zurückführen wieder strecken. Nach oben hin ausatmen.
- **WOFÜR IST ES GUT?** Kräftigt die Brust (Pectoralis).
- **WORAUF KOMMT ES AN?** Beine angewinkelt, Füße in die Luft.
- **WIE OFT?** 12-mal, 3 Sätze. Dazwischen jeweils 30 Sekunden Pause.

AB INS STUDIO...

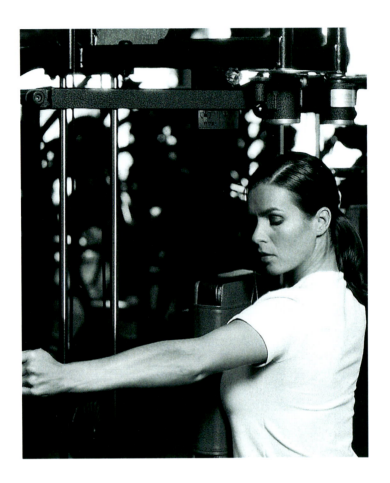

5. Butterfly Reverse

- **WIE GEHT'S?** Die Griffe werden etwas unterhalb der Schulterhöhe umfasst. Mit einer öffnenden Bewegung ziehen Sie seitlich nach hinten und bringen die Schulterblätter zusammen. Hierbei ausatmen. Die Ellenbogen halten Sie leicht gebeugt und die Handgelenke sind gerade (stabil).
- **WOFÜR IST ES GUT?** Kräftigt die Schulter und den Schultergürtel.
- **WORAUF KOMMT ES AN?** Kopf neutral halten. Maximaler Bewegungsausschlag.
- **WIE OFT?** 12-mal, 3 Sätze. Dazwischen jeweils 30 Sekunden Pause.

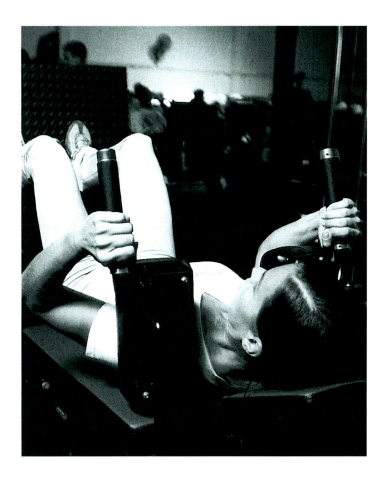

6. Beinpresse

- **WIE GEHT'S?** Das Gerät so einstellen, dass in der Startstellung Ihre Knie im rechten Winkel gebeugt sind. Die Füße drücken hüftbreit gegen das Gewicht. Arbeiten Sie beim Zurückführen in die Startstellung aktiv gegen den Widerstand und legen Sie während der Übung das Gewicht nicht ab, da es dann unnötig scheppert und Sie einen Spannungsverlust in der Muskulatur haben.
- **WOFÜR IST ES GUT?** Stärkung der kompletten Beinmuskulatur.
- **WORAUF KOMMT ES AN?** Hüftgelenk, Kniegelenk und Füße bleiben immer in einer Ebene.
- **WIE OFT?** 10- bis 12-mal, 4 Sätze. Dazwischen jeweils 60 Sekunden Pause.

AB INS STUDIO…

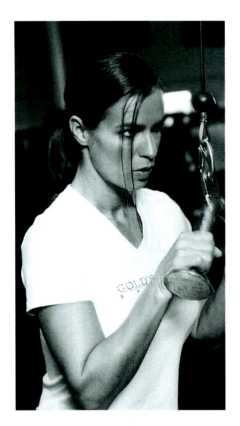

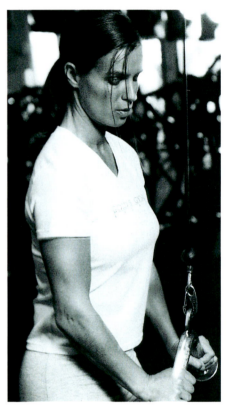

Achtung: Diese Übung bringt nur was für Ihre Arme, wenn Sie die Ellenbogen immer dicht am Körper halten.

7. Trizeps

- **WIE GEHT'S?** Im Stand mit leicht gebeugten Knien die Griffe packen, die Ellenbogengelenke strecken. Auch beim langsamen Nach-oben-Führen bleiben die Oberarme immer am Körper, bewegen sich also nicht.
- **WOFÜR IST ES GUT?** Kräftigt die Oberarmstrecker (Trizeps).
- **WORAUF KOMMT ES AN?** Den Oberkörper leicht ins Gewicht lehnen.
- **WIE OFT?** 12-mal, 3 Sätze. Dazwischen jeweils 30 Sekunden Pause.

AB INS STUDIO…

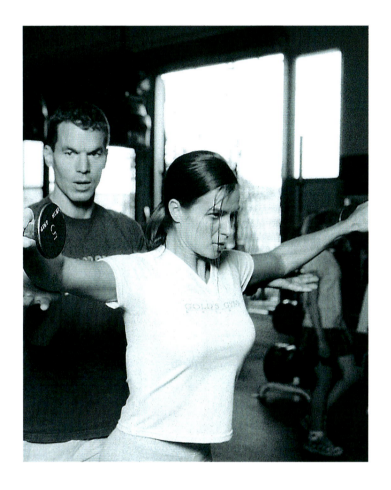

8. Seitheben

- **WIE GEHT'S?** Stehend die Kurzhanteln mit leicht gebeugten Ellenbogengelenken nach oben führen – von unterhalb des Nabels bis auf Schulterhöhe. Während des Hebens ausatmen.
- **WOFÜR IST ES GUT?** Stärkt die Schultermuskulatur (Delta).
- **WORAUF KOMMT ES AN?** Die Knie über die Fußmittelachse schieben.
- **WIE OFT?** 12-mal, 3 Sätze. Dazwischen jeweils 30 Sekunden Pause.

AB INS STUDIO…

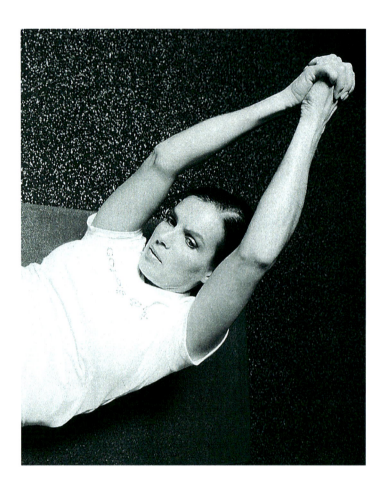

9. Crunches

- **WIE GEHT'S?** Auf einer Matte in Rückenlage. Die Arme geschlossen über dem Kopf halten. Die Beine bleiben aufgestellt und werden auf die Matte gedrückt. Nun jeweils im Wechsel eine Schulter von der Matte abheben.
- **WOFÜR IST ES GUT?** Kräftigt die Bauchmuskulatur.
- **WORAUF KOMMT ES AN?** Übung langsam ausführen.
- **WIE OFT?** Jede Seite 20-mal, 2 Sätze, dazwischen 30 Sekunden Pause.

AB INS STUDIO...

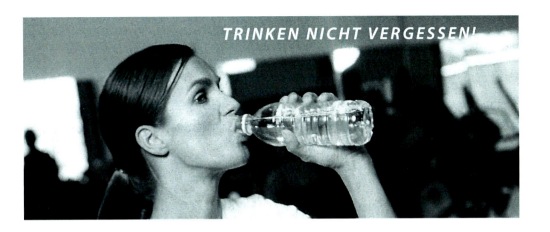

TRINKEN NICHT VERGESSEN!

DER WORKOUT an den acht Geräten und zuletzt auf der Matte dauert rund 45 Minuten, inklusive Warm-up. Das Warm-up ist wichtig, um den Körper sanft auf Leistung einzustellen und die Muskulatur auf Betriebstemperatur zu bringen. Ebenso wichtig ist ein Cool-down am Ende von jedem Krafttraining.

STRETCHING ist als Cool-down empfehlenswert, weil es im besten Sinne aktive Regeneration ist. Durch die speziellen Dehnübungen lockern Sie wieder alle Körperpartien, die beim Kraftprogramm besonders beansprucht worden sind. Stretching löst Muskelverhärtungen, sorgt für eine bessere Durchblutung der Muskulatur und beschleunigt die Erholung, wenn die Muskeln ermüdet sind. Sie können sich mit Stretching als Cool-down also auch einen Muskelkater ersparen. Sie werden sich hinterher weniger steif fühlen. Außerdem verbessert sich durch regelmäßiges Stretching auch Ihr Körperbewusstsein und das Körpergefühl. Wie Sie sinnvoll stretchen, lernen Sie im nächsten Kapitel (ab Seite 163).

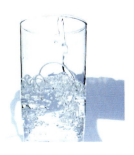

Trinken nicht vergessen! Trinken Sie alle 10 Minuten kleine Schlucke während des Trainings, in den Pausen zwischen den einzelnen Sätzen. Denn durch die vertiefte Atmung verliert der Körper Flüssigkeit – ohne dass Sie es merken.

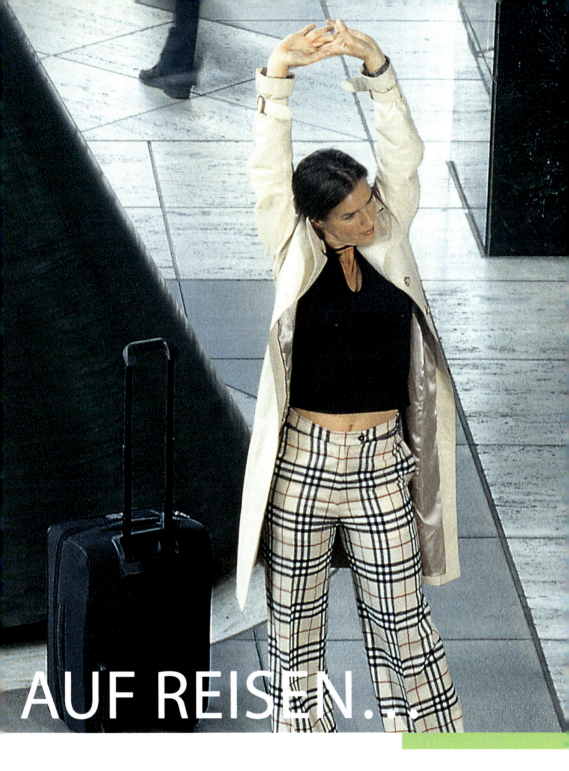

AUF REISEN...

Unterwegs: Was Sie Gutes für sich tun können

AUF REISEN...

WAS LOCKER MACHT, KÖNNEN SIE GANZ LOCKER MACHEN

Leichte Fitness-Übungen für unterwegs

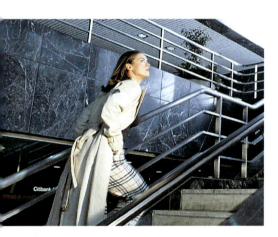
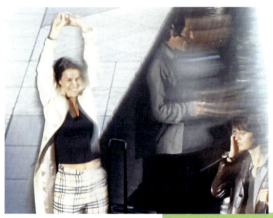

REISEN ist spannend, Reisen macht Spaß. Meistens. Aber stundenlanges Sitzen – im Auto, in der Bahn oder im Flugzeug –, nein, das ist oftmals wirklich kein Vergnügen. Da werden die Glieder schwer, die Schultern und der Nacken sind verspannt, der Rücken fühlt sich an wie ein steifes Brett. Dann hilft nur eines: Bewegung! Der Kreislauf kommt in Gang, die Durchblutung der Muskulatur wird gefördert, der ganze Organismus wird angeregt und besser versorgt. Wetten, dass Sie sich unterwegs besser fühlen – frischer, belastbarer, vitaler –, wenn Sie sich ganz bewusst für Bewegung entscheiden?

WENN ICH irgendwo mit dem Flugzeug ankomme, gönne ich mir zuallererst ein bisschen Bewegung. Stimmt, es kostet manchmal Überwindung. Aber trotzdem: Ich gehe erst mal an die frische Luft, gehe spazieren, mache manchmal sogar ein paar Stretching-Übungen oder, besser noch, ich jogge eine halbe Stunde. Ganz locker, ganz langsam. Huh, hinterher geht es mir gut. Ich bin dann wirklich angekommen. Reisen ist spannend,

AUF REISEN...

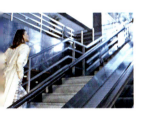

Bewegung! Reisen ist fast immer mit Spaß verbunden. Durch Bewegung schütteln Sie den Stress aus den Gliedern. Bewegen Sie sich, wann immer es geht.

Reisen macht Spaß. Meistens. Aber anders als Urlaubsreisen sind Geschäftsreisen fast immer vollgepackt – mit Terminen, mit Verpflichtungen und Verabredungen, bei denen wir möglichst ausgeruht, konzentriert, hellwach sein sollten. Das Dilemma unterwegs: Häufig bleibt nicht genügend Zeit, sich um sich selbst zu kümmern, um Momente der Entspannung, um Form und Fitness. Das glauben wir jedenfalls. Irrtum. Selbst wenn Sie es unterwegs nicht schaffen, sich für zwei, drei Stunden auszuklinken, um in ein Day-Spa, ins Fitness-Studio oder wenigstens zur Entspannung in eine Sauna zu gehen – hier sind ein paar Tipps und Tricks, wie Sie dennoch auf die Schnelle neue Energie tanken können.

AUFRECHTE HALTUNG: Ja, an der Haltung des Menschen drückt sich aus, wie er gerade drauf ist: schlaff, geknickt, kleinmütig oder selbstbewusst, dynamisch – voller Energie. Zwischen Körper und Stimmungslage besteht eine ganz klare Wechselwirkung. Probieren Sie es doch mal aus. Lassen Sie sich mal hängen, im wahrsten Sinne des Wortes. Lassen Sie die Schultern hängen, senken Sie den Blick, lassen Sie sich körperlich klein werden. Stimmt's? Diese Trostlos-Position des Körpers beeinflusst auch Ihre Gefühlswelt. Sie fühlen sich jetzt alles andere als stark oder energisch. Sie fühlen sich kraftlos und ziemlich armselig. Diese Wechselwirkung zwischen Haltung und Gefühlslage können Sie natürlich auch auf positive Weise für sich nutzen. Also:

- Stellen Sie sich betont aufrecht hin, fest und sicher.
- Spielen Sie den Selbstbewussten: Kopf hoch, Brust raus.
- Atmen Sie ganz ruhig.
- Spüren Sie, wie Sie sich auch innerlich aufrichten? Warum das so ist? Weil diese Körperhaltung dazu führt, dass sich der ganze Energiefluss im Körpersystem verbessert.

Wichtig beim Autofahren: Nach rund zwei Stunden immer eine Pause (15 Minuten) einlegen. Warum machen Sie nicht einen kleinen Spaziergang oder ein paar Stretching-Übungen? Ihre Verspannungen lösen sich, die Konzentration steigt.

AUF REISEN...

Jetlag

Wenn wir über mehrere Zeitzonen hinweg nach Westen fliegen, scheint die Zeit nicht gerade im Fluge zu vergehen. Sie zieht sich und der Tag dauert länger. Flüge von Osten verkürzen den Tag bzw. die Nacht, die Zeit scheint schneller zu laufen und wir müssen die Uhren vorstellen.

Mindestens zehn Mal pro Jahr sitze ich nachts im Flugzeug von Amerika nach Deutschland. Mittags sind dann oft Termine, bei denen ich ausgeschlafen sein muss. Wie also hole ich mir im Flieger genug Schlaf und schlage zudem dem gefürchteten Jetlag ein Schnippchen? Bei mir hat sich Melatonin bewährt, kann man in jedem amerikanischen Drugstore kaufen. Eine Stunde, bevor ich schlafen möchte, schlucke ich zwei Kapseln je 1 ½ mg, jeweils auch noch die nächsten drei bis fünf Tage. Was lässt sich außerdem noch gegen den Jetlag tun? Trinken Sie nach dem Flug drei Tage noch mehr Wasser als sonst – bis zu drei Liter, um die Dehydration des Körpers auszugleichen. Nehmen Sie nach der Ankunft am Ziel erstmal ein Bad und anschließend eine kalte Dusche. Nein, gehen Sie nicht ins Bett, wenn Sie mittags hundemüde sind. Genehmigen Sie sich allenfalls ein Nickerchen. Unsere innere Uhr stellt sich nach einer Flugreise ganz von selbst um. Wie lange sie dafür braucht, hängt von unserem Alter, unserer Anpassungsfähigkeit und unserer Verfassung ab. Widerstehen Sie Ihrem alten Schlafzyklus, gehen Sie erst abends ins Bett. Bewegen Sie sich möglichst viel – und möglichst in der Natur.

DAS EIGENE Energiezentrum ist vielen vermutlich unbekannt: die Thymusdrüse. Die befindet sich in der Mitte der Brust, hinter dem oberen Brustbein. Die Thymusdrüse ist die Steuerungszentrale für den Energiefluss. Sie können die Thymusdrüse

AUF REISEN...

von Hand, durch Klopfen aktivieren. Legen Sie zwei Finger auf die Mitte der Brust, direkt unterhalb vom oberen Teil des Brustbeins. Nun klopfen Sie kräftig darauf – solange es Ihnen angenehm ist, ungefähr zehnmal. Sie sollten dabei aufgeschlossen sein. Wenn die Thymusdrüse aktiviert wird, schüttet sie Hormone aus, die bewirken, dass wir zugleich entspannen und wacher werden – und uns prompt besser fühlen.

REISEN ist spannend, Reisen macht Spaß. Meistens. Aber für den Körper ist Reisen oftmals eine Qual. Der Rücken steif, der Nacken verspannt, die Beine wie taub. Und obwohl es leider meist unmöglich ist, wenigstens ein bisschen zu schlafen – die Füße schlafen ein. Nein, so kommt keine Freude auf. Wie Sie frischer und entspannter ankommen – ein paar Tipps und Tricks:

- Tragen Sie bequeme Kleidung, die beim Sitzen nicht einschnürt.
- Trinken Sie alle halbe Stunde. Die Luft aus Klimaanlagen trocknet die Schleimhäute aus.
- Gehen Sie jede Stunde ein paar Schritte auf dem Gang.
- Stellen Sie sich immer mal kurz auf die Zehenspitzen, um den Kreislauf anzukurbeln. Durch lange Sitzerei kann sich die Lymphflüssigkeit im Gewebe stauen.

> UNTERWEGS SEIN BEDEUTET MEIST HEKTISCHE BETRIEBSAMKEIT. LEGEN SIE IHRE TERMINE SO, DASS ZWISCHENDURCH NOCH ZEITPUFFER UND ZEIT FÜRS NICHTSTUN BLEIBEN.

UNTERWEGS ist unsere Bewegungsfreiheit eingesperrt. Wir müssen manchmal viele Stunden absitzen, noch dazu in ergonometrisch katastrophalen Sesseln, womöglich mit nach vorne gezogenen Schultern. So viel steht fest: Diese Haltung ist total unvorteilhaft. Sie führt zu verkürzter Muskulatur. Die Folge: schmerzhafte Verhärtungen und Verspannungen im Nacken- und Schulterbereich. Mehr noch: Mangelnde Bewegung und auch psychischer Stress erhöhen immer den Spannungszustand der Muskulatur (Muskeltonus). Vielleicht können Sie auf Reisen den Stress nicht immer ganz vermeiden. Aber eines können Sie immer und überall tun: Die Spannung Ihrer Muskulatur lösen – also entspannen. Und zwar durch Dehnen. Die speziellen Stretching-Übungen auf den nächsten Seiten lassen sich ganz nebenbei machen, ganz unauffällig. Sie kosten nicht mal viel Zeit. Und das Schönste: Sie wirken schnell und sie wirken sich garantiert positiv aufs Wohlbefinden aus.

AUF REISEN…

AUF REISEN...

STRETCHING
Werden Sie geschmeidig wie eine Katze

SICHER haben Sie schon öfter beobachtet, wie sich Hunde oder Katzen verhalten, ehe sie in die Gänge kommen. Die recken und strecken (»Katzenbuckel«) und dehnen sich, sie bringen die Muskulatur, die sie gleich gebrauchen werden, in eine natürliche Spannung. Tiere wissen von Natur aus, was gut tut. Wir können auch in puncto Dehnen von ihnen lernen. Dehnen – das ist unter einem wesentlich flotteren Begriff populär geworden: Stretching. Durch richtiges Stretching werden die Muskeln und Gelenke (wieder) geschmeidiger und beweglicher. Stretching bereitet auf Bewegung vor und hilft, den Übergang von körperlicher Ruhe zu energischer Bewegung ohne große Belastung zu schaffen und hinterher die Spannung wieder abzubauen. Stretching ist leicht zu lernen.

TRAGEN Sie bequeme Kleidung. Halten Sie Ihren Rücken gerade. Es kommt vor allem auf ein entspanntes, kontinuierliches Dehnen an; schenken Sie alle Aufmerksamkeit dem Muskel, den Sie gerade dehnen. Hören Sie auf Ihren Körper. Dehnen Sie nur so weit, bis Sie ein deutliches Ziehen spüren, aber noch kein Schmerz einsetzt. Nein, wippen Sie auf keinen Fall, das würde nur zu einer unerwünschten Gegenspannung der Muskulatur führen. Nein, bloß nicht ruckartig bewegen oder nachfedern.

WENN SIE wirkungsvoll stretchen wollen, kommt es auch auf die richtige Atmung an. Beim Stretching sollten Sie kontrolliert atmen, also langsam und gleichmäßig. Wenn Sie sich vorbeugen, um sich zu dehnen, atmen Sie während der Vorwärtsbewegung aus. Während der Stretchpause langsam weiteratmen. Es wäre falsch, jetzt die Luft anzuhalten. Als Eselsbrücke merken Sie sich am besten die S-H-E-S-Formel:
- S – Stretchen Sie vorsichtig bis zu einem leichten Zugempfinden
- H – Halten Sie den Dehnungsreiz etwa 20 Sekunden lang
- E – Entspannen Sie kurz (etwa zwei Sekunden lang)
- S – Stretchen Sie noch mal

Wenn Sie dieselbe Übung wiederholen, versuchen Sie noch ein bisschen weiter zu dehnen als während der ersten Stretchphase.

AUF REISEN...

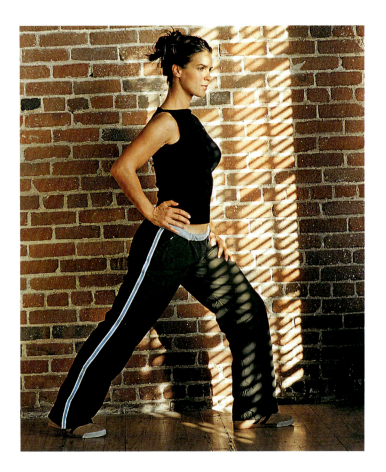

1. Wade

- **WIE GEHT'S?** Weite Schrittstellung; das vordere Knie belasten, indem Sie Becken und Rumpf nach vorne verlagern. Gleichzeitig die Ferse des hinteren Beines Richtung Boden drücken und so die Wade dehnen. Sie können sich auch mit den Armen an einer Wand gegenhalten.
- **WO SOLL ES ZU SPÜREN SEIN?** In der hinteren Wade.
- **WORAUF KOMMT ES AN?** Das vordere Knie soll nicht über die Fußspitze hinausragen.
- **WIE OFT?** Jeweils 20 Sekunden, zweimal.

AUF REISEN…

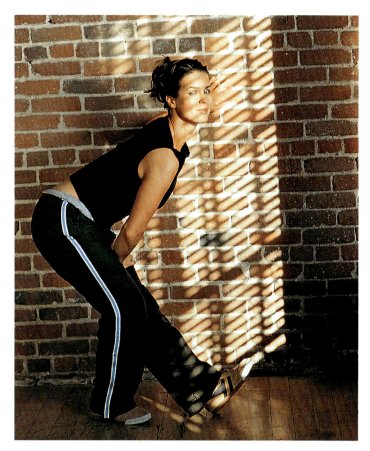

Übrigens: Bei allen Stretching-Übungen kommt es nicht darauf an, wie die Übung aussieht, sondern wie Sie sich bei Ihnen anfühlt.

2. Hamstrings (Oberschenkelrückseite)

- **WIE GEHT'S?** Linkes Bein nach vorne gestreckt aufstellen. Mit geradem Oberkörper nach vorne neigen und dabei versuchen, ein leichtes Hohlkreuz zu machen. Die Fußspitzen anziehen – und halten.
- **WO SOLL ES ZU SPÜREN SEIN?** An der Rückseite des gestreckten Beines.
- **WORAUF KOMMT ES AN?** Keinen Buckel machen. Das andere Knie beugen.
- **WIE OFT?** Jeweils 20 Sekunden, zweimal.

AUF REISEN...

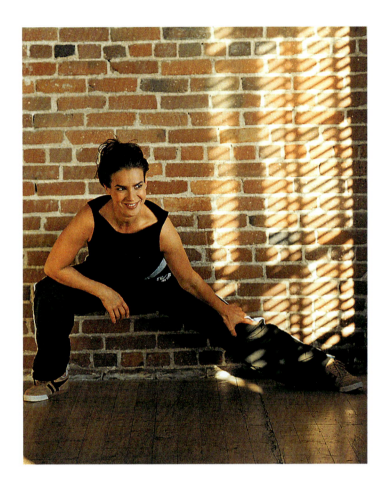

3. Adduktoren

- **WIE GEHT'S?** Sie gehen in einen seitlichen Ausfallschritt nach unten und verlagern den Körperschwerpunkt auf eine Seite, während Sie das Bein auf der anderen Seite gestreckt halten.
- **WO SOLL ES ZU SPÜREN SEIN?** An der Innenseite des gestreckten Beines.
- **WORAUF KOMMT ES AN?** Das gebeugte Knie befindet sich direkt über dem Fuß. Den Blick immer nach vorne richten.
- **WIE OFT?** Jede Seite 20 Sekunden, zweimal.

AUF REISEN...

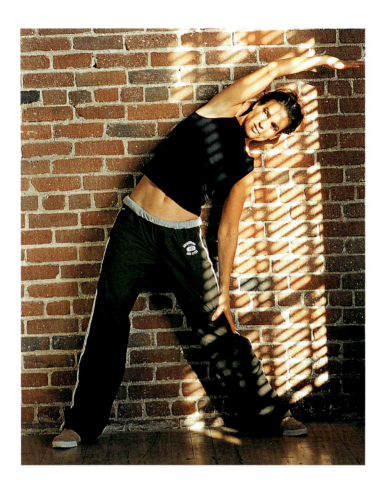

4. Rumpf-Seitbeugen

- **WIE GEHT'S?** Die Beine sind gespreizt. Der lang ausgestreckte Arm zieht über den Kopf und neigt dadurch den Rumpf zur Seite. Der andere Arm stützt sich locker am Oberschenkel ab.
- **WO SOLL ES ZU SPÜREN SEIN?** Seitliche Bauchmuskeln.
- **WORAUF KOMMT ES AN?** Die Knie bleiben gestreckt. Der Kopf soll in Verlängerung der Wirbelsäule bleiben.
- **WIE OFT?** Jede Seite, zweimal 15 Sekunden.

AUF REISEN…

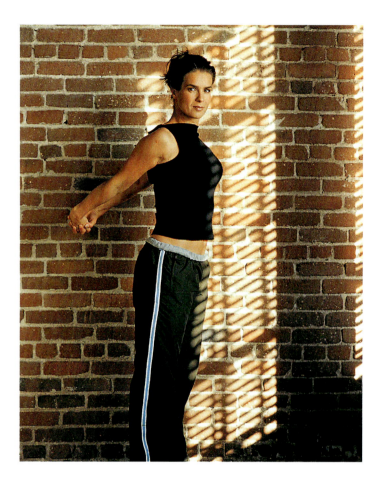

5. Schulter

- **WIE GEHT'S?** Die Hände sind hinter dem Körper verschränkt. Die Arme werden jetzt gestreckt nach hinten gezogen und in dieser Position gehalten.
- **WO SOLL ES ZU SPÜREN SEIN?** Im vorderen Schulterbereich.
- **WORAUF KOMMT ES AN?** Aufrecht stehen, den Hals gerade und den Kopf in neutraler Position lassen.
- **WIE OFT?** Jeweils 20 Sekunden, zweimal.

AUF REISEN...

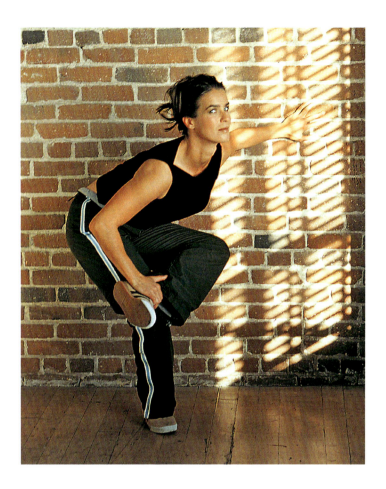

6. Po

- ■ **WIE GEHT'S?** Den linken Knöchel aufs rechte Knie legen. Das rechte Bein beugen. Mit der Brust so weit wie möglich zum linken Unterschenkel bewegen und diese Position halten.
- ■ **WO SOLL ES ZU SPÜREN SEIN?** In der linken Pobacke.
- ■ **WORAUF KOMMT ES AN?** Um leichter die Balance zu halten eventuell abstützen.
- ■ **WIE OFT?** Jede Seite zweimal 15 Sekunden.

AUF REISEN…

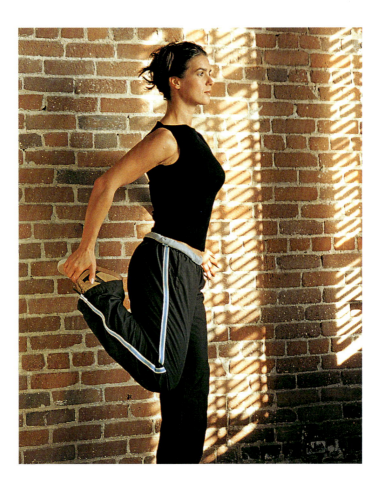

7. Quadrizeps

- **WIE GEHT'S?** Einbeinstand. Das gebeugte Bein oben am Fuß fassen und mit dem Arm die Ferse zum Po ziehen. In der Endstellung das Gesäß anspannen und das Becken gerade in der Körperachse halten. Nicht ins Hohlkreuz kommen.
- **WO SOLL ES ZU SPÜREN SEIN?** In den Oberschenkeln vorne.
- **WORAUF KOMMT ES AN?** Das Standbein ist leicht gebeugt. Die Oberschenkel sind parallel.
- **WIE OFT?** Jedes Bein zweimal 20 Sekunden.

AUF REISEN…

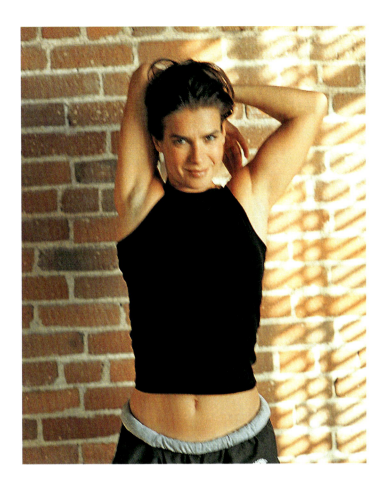

8. Trizeps

- **WIE GEHT'S?** Den rechten angewinkelten Ellbogen hinter dem Kopf fassen und nach links ziehen – und halten. Danach das Gleiche mit der anderen Seite.
- **WO SOLL ES ZU SPÜREN SEIN?** In der Oberarmrückseite.
- **WORAUF KOMMT ES AN?** Kopf und Nacken in neutraler Position lassen.
- **WIE OFT?** Jeder Arm zweimal 15 Sekunden.

AUF REISEN...

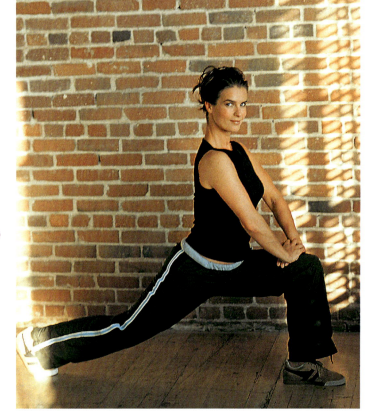

Je ungelenkiger wir sind und je steifer wir uns fühlen, umso mehr geht natürlich auch das Körpergefühl flöten. Durch regelmäßiges Stretching können Sie wieder neue Gelenkigkeit und Beweglichkeit gewinnen.

9. Hüftbeuger

- **WIE GEHT'S?** Sehr weiter Ausfallschritt. Das hintere Bein ist fast gestreckt. Die Arme stützen sich auf dem vorderen Oberschenkel ab. Das Becken wird nach vorne unten bewegt, diese Stellung wird mit leichtem Druck nach unten gehalten.
- **WO SOLL ES ZU SPÜREN SEIN?** Im oberen Teil des gestreckten Beins.
- **WORAUF KOMMT ES AN?** Das vordere Bein soll nicht über die Fußspitze hinausragen. Wenn Sie Probleme mit dem Rücken haben, stützen Sie sich auf Ihre Ellbogen.
- **WIE OFT?** Mit jedem Bein 20 Sekunden, zweimal.

AUF REISEN...

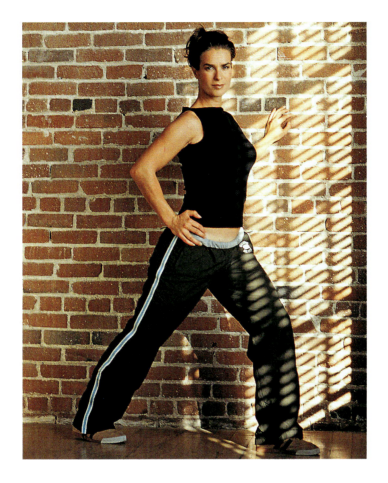

10. Pectoralis (großer Brustmuskel)

- **WIE GEHT'S?** Die hintere Hand stützt sich auf Schulterhöhe an der Wand ab. Drehen Sie jetzt den Rumpf möglichst vom Arm weg.
- **WO SOLL ES ZU SPÜREN SEIN?** Im Schulter-Brust-Bereich.
- **WORAUF KOMMT ES AN?** Der Blick richtet sich weg vom gestreckten Arm.
- **WIE OFT?** Jeder Arm zweimal 20 Sekunden.

AUF REISEN…

REISEN IST SPANNEND, Reisen macht Spass. Meistens. Aber Reisen, besonders Urlaubsreisen mit dem Partner, mit der Familie, kann zur Psychofalle werden. Denn Reisen steckt voller Stressfallen: Da ist die Vorfreude, da sind Illusionen, da sind immense Ich-muss-gut-drauf-sein-Erwartungen und unausgesprochener Es-muss-toll-werden-Leistungsdruck. Wenn diese überzogenen Erwartungen und der banale Reisealltag aufeinander prallen, kracht es prompt. Das Forsa-Institut ermittelte für das Reise-Magazin GEO SAISON die häufigsten Stressgründe auf Reisen: Weil einer von uns etwas unternehmen wollte, der andere aber nicht. Weil wir uns nicht einigen konnten, was wir unternehmen sollten. Weil mein Partner/meine Partnerin immer Recht haben wollte. Wegen der Kinder oder des Geldes. Weil mein Partner/meine Partnerin häufig unzufrieden war oder schlechte Laune hatte, nicht genügend auf mich eingegangen ist. Weil es mit ihm/ihr nicht so romantisch war, wie ich es mir gewünscht hätte. Weil er/sie geflirtet hat.

AKZEPTIEREN Sie, dass Reisen immer anstrengend ist. Freuen Sie sich doch, wenn es zu Überraschungen kommt, sie sind das Salz beim Reisen. Sorgen Sie dafür, dass Sie Zeit für sich alleine haben, zum Ausspannen, zum Regenerieren. Und: Sagen Sie stets, was Sie wollen. Reden Sie offen darüber, was Sie stört. Gehen Sie Konflikten nicht aus dem Weg. Richtig, wir wollen alle Harmonie. Aber ein Streit, ein Konflikt, muss nicht negativ sein. Im Gegenteil: Ein Konflikt hilft zu klären. Und erweitert den Horizont. Wie Reisen.

Hey, reisen macht Spaß, obwohl es immer anstrengend ist! Der schönste Moment nach jeder Reise: Endlich wieder im eigenen Bett!

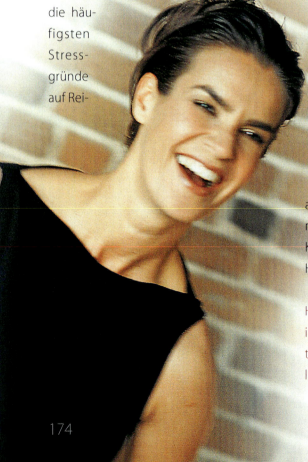

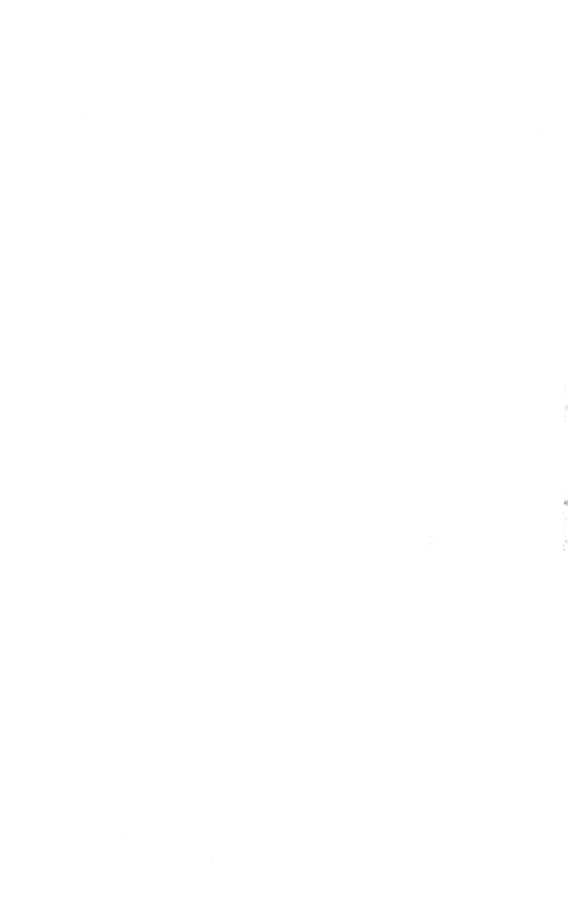

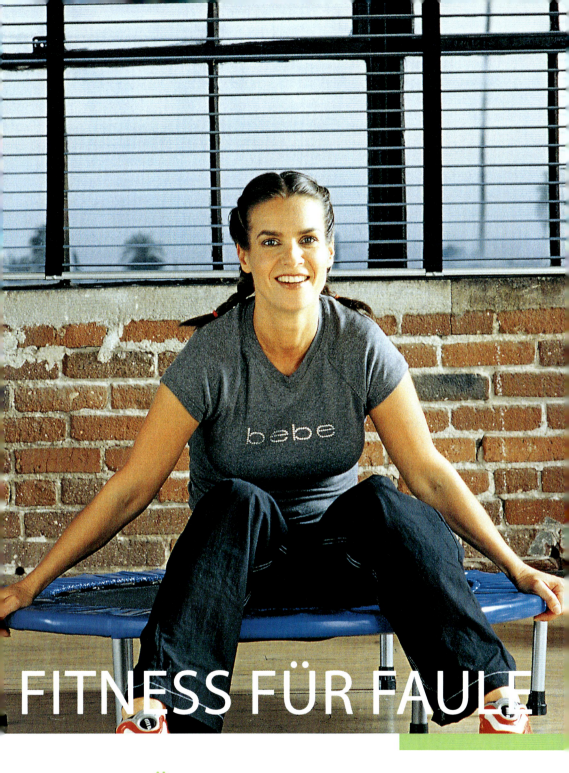

FITNESS FÜR FAULE

Einfache Übungen für zu Hause …

FITNESS FÜR FAULE

GANZ LEICHT IN SCHWUNG
Bewegung, die Spaß macht

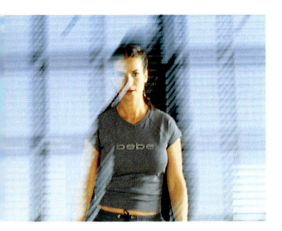
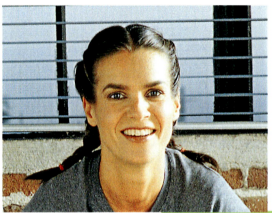

SOLCHE TAGE gibt es leider immer wieder: Unheimlich viel zu tun, aber so gut wie keine Gelegenheit, um etwas für den Körper zu tun. Sicher kennen Sie das, wenn Sie von der Arbeit nach Hause kommen – und groggy sind. Und Sie wissen, wie schwer es fällt, dann noch in die Gänge zu kommen. Sie hängen echt durch. Das schnellste Rezept, um schnell in Schwung zu kommen: Bewegung! Bewegung, die Spaß macht. Das ist immer ganz wichtig: Bewegung soll Spass machen. Bewegung sollte spielerisch sein. Sie hängen durch? In solchen Situationen ist Fitness-Spielzeug hilfreich, um den Spaßfaktor zu fördern.

> KLEINER AUFWAND, GROSSE WIRKUNG: DAS MINITRAMPOLIN IST HÜPF-SPASS MIT VERBLÜFFENDEM TRAININGSEFFEKT. DIE DINGER LASSEN SICH HINTERHER ÜBRIGENS UNTERM BETT VERSTAUEN.

Zum Beispiel **REBOUNCING** (auch Rebounding). Schon mal davon gehört? Hinter dem hochtrabenden Wort verbirgt sich nur altbekanntes Trampolinspringen – auf einem Mini-Modell. Der Sportfachhandel bietet die kleinen Geräte ab etwa 40 Euro an. Hopsen Sie drauflos. Es geht ganz leicht. Beim rhythmischen Spiel mit der Schwerelosigkeit werden Sie nicht nur Müdigkeit und Verspannungen los. Sie

FITNESS FÜR FAULE

trainieren zudem 80 Prozent Ihrer Muskeln, ohne die Gelenke zu strapazieren. Zehn Minuten Rebouncing haben einen ähnlichen Trainingseffekt wie 30 Minuten Jogging.

Zum Beispiel **SEILSPRINGEN**. Nicht nur bei den Boxern, in der ganzen Fitness-Szene ist das alte, kindliche Vergnügen (jetzt als Rope-Skipping) wieder schwer hip. Zu Recht. Denn Seilspringen ist ein ideales Training für zu Hause und unterwegs. Der große Vorteil: Das kleine Ding erfordert wenig Aufwand. Sie können das handliche, preiswerte Tau (kostet um die 5 Euro) praktisch immer dabeihaben. Mit Seilspringen lässt sich spielerisch Stress abbauen, außerdem ist die Springerei gut für die Kondition und als Fettkiller sehr wirksam: Der Kalorienverbrauch ist um rund ein Drittel höher als beim Joggen.

HAUPTSACHE BEWEGUNG. Denn auch die kleinste Bewegung verbrennt Kalorien. Um leistungsfähig zu bleiben, reicht es schon aus, täglich 300 Kalorien durch körperliche Aktivität zu verbrennen. Das erkannte der Sportphysiologe Professor Laurence Morehouse, der für die US-Raumfahrtbehörde NASA ein Fitnessprogramm entwickelt hat, zugeschnitten auf die außergewöhnlich enge Situation von Astronauten im All (siehe auch Seite 39):

- Täglich mindestens 1-mal den Körper dehnen
- Täglich 2 Stunden aufrecht stehen
- Täglich ein großes Gewicht für 5 Sekunden hochheben
- Täglich mindestens 3 Minuten rasch gehen
- Täglich 300 Kalorien durch körperliche Tätigkeit verbrennen

Dieses kleine »Instandhaltungsprogramm« des Astronauten-Professors ist sicher für jeden machbar. Auch noch nach Feierabend. Noch ein paar einfache, aber einfach wirksame Tipps: Hüpfen Sie. Einfach im Kreis. Probieren Sie ein paar Varianten aus. Zum Beispiel mal abwechselnd die Knie hochziehen, so hoch wie möglich. Dann mit beiden Beinen gleichzeitig hopsen. Oder: Laufen Sie auf der Stelle. Fangen Sie langsam an, steigern Sie Ihr Tempo, wie bei einem Rennen. Hauptsache nicht faul sein.

Wichtig für Leib und Seele: Tanzen Sie. Legen Sie Ihre Lieblings-CD auf, geben Sie sich der Musik hin. Leben Sie die Musik aus, lassen Sie sich vom Rhythmusgefühl bewegen. Tanzen – das ist improvisiertes Training mit den schönsten Bewegungen.

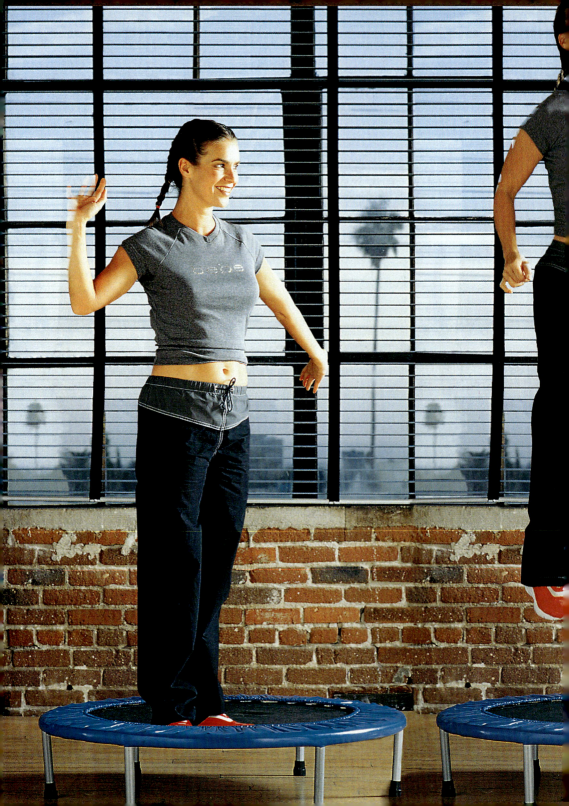

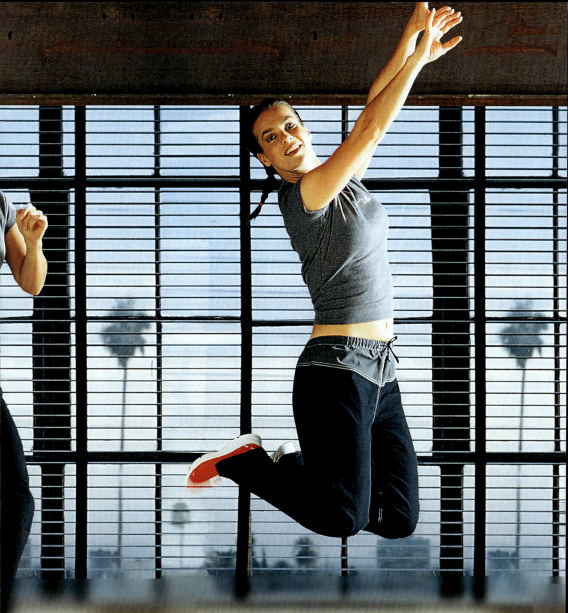

1. Trampolin

- **WIE GEHT'S?** Wenn Sie einen wirklichen Fitness-Effekt erzielen wollen, sollten Sie zunächst sanft hüpfen, mit beiden Beinen gleichzeitig abspringen. Jedes vierte Mal kräftig abdrücken und in der Luft die Beine an den Körper ziehen.
- **WO SOLL ES ZU SPÜREN SEIN?** Rebouncing verbessert spielerisch die Ausdauer.
- **WORAUF KOMMT ES AN?** Trainieren Sie gemäßigt, aber dafür länger. Achten Sie darauf, dass Ihr Fun-Hopper TÜV/GS-geprüft und rutschfest ist.
- **WIE OFT?** 2- bis 3-mal pro Woche, 20–30 Minuten.

Mehr Infos über Trampoline unter: www.fitmitkati.de

FITNESS FÜR FAULE

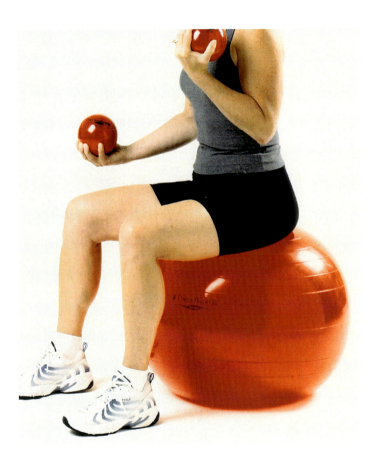

2. Gymnastikball

Gymnastikbälle werden schon seit längerem in der Rehabilitation, beim Training für Schwangere und Senioren und als Büromöbel genutzt. Es gibt sie in verschiedenen Größen, wobei die Größe einerseits auf den Aktivitätsrahmen und andererseits auf die Körpergröße abgestimmt sein sollte. Wenn Sie auf einem Ball sitzen wollen, sollte vorher ein Ihrer Körpergröße entsprechender ausgewählt werden (am besten im Fachhandel).

■ WARUM GYMNASTIKBÄLLE?

Gymnastikbälle fördern das Gleichgewicht, die Rumpfstabilität und die Beweglichkeit durch einfache Übungen. Oder einfach nur durch das Sitzen. Denn allein durch das Sitzen werden Rumpf- und Beinmuskulatur

FITNESS FÜR FAULE

aktiviert, so dass sie den Körper im Gleichgewicht halten. Gleichgewicht und Koordination sind in unserem Alltag und Freizeitverhalten derart bedeutend, dass sie auch im Training eine entscheidende Rolle einnehmen sollten. Im modernen Leistungssport sind Trainingsgeräte zur Verbesserung des Gleichgewichts und der Koordination nicht mehr wegzudenken.

■ WAS IST ZU BEACHTEN?

Achten Sie darauf, dass die Bälle TÜV-geprüft sind und das ABS-System vorhanden ist. Damit gehen Sie sicher, dass der Ball nicht platzt und Sie auf Ihrem wohl trainierten Hintern sitzen – was bei Billigprodukten leicht der Fall sein kann. Sollten Sie zum ersten Mal auf einem Ball sitzen und sich unsicher fühlen, versuchen Sie es an einem Tisch, damit Sie sich mit den Händen an der Kante festhalten können. Rollen Sie erst einmal sanft von rechts nach links oder vor und zurück. Natürlich macht die Sache erst so richtig Spaß, wenn Sie zu hopsen anfangen. Dabei können Sie versuchen, sich ein paar Sekunden in der Luft zu halten. Jetzt zeigt sich, ob Sie auch trainiert haben, denn diese Übung geht ganz schön auf die Oberschenkelmuskulatur. Bei allen Übungen sollten Sie Haltung bewahren und auf eine gute Körperspannung achten, das heißt, Becken aufrichten, Po anspannen, Schulterblätter nach hinten, Nacken gestreckt und Blick geradeaus.

■ WIE TRAINIEREN SIE DAMIT?

Wenn ich Ihr Interesse und die Lust am Ball geweckt habe, dann müssen Sie einfach noch ein paar Übungen ausprobieren. Den Möglichkeiten hierbei sind keine Grenzen gesetzt. Seien Sie einfach mal wieder Kind und lassen Sie Ihrer Phantasie freien Lauf. Ein Beispiel: Sie liegen bäuchlings auf dem Ball, die Knie sind am Boden und die Zehenspitzen aufgestellt. Nun rollen Sie langsam nach vorn über den Ball und richten dabei Ihren Oberkörper auf. Die Arme sind entweder seitlich am Körper, wobei die Handinnenflächen zum Boden zeigen, oder Sie haben die Hände am Kopf. Jetzt rollen Sie immer wieder auf die Knie zurück und danach wieder nach vorn. Denken Sie immer an Ihre Grundspannung. Damit Ihre Bauchmuskeln nicht zu kurz kommen, brauchen wir noch ein paar Minuten mehr. Sie liegen wieder bäuchlings auf dem Ball, nur Ihre Hände stützen sich vor dem Ball ab. Nun laufen Sie mit den Händen so weit vor, bis nur noch die Unterschenkel aufliegen. Jetzt fest die Bauchmuskeln anspannen, damit das Ganze nicht wie bei einer Hängebrücke aussieht. So trainieren Sie Bauch, Beine, Rücken und Arme mit einer einzigen Übung. Die Übung endet, wenn Sie anfangen durchzuhängen.

Mehr Infos über Gymnastikbälle unter: www.fitmitkati.de

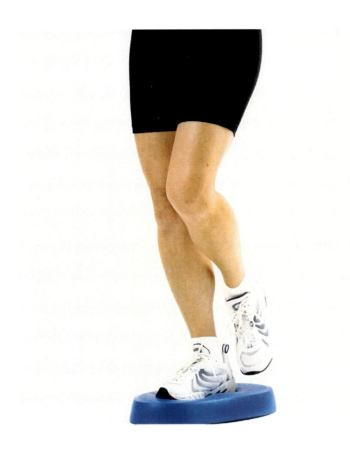

3. Balance-Pads

Sie sehen aus wie extradicke Gymnastikmatten und bestehen aus einer Art Schaumstoffmischung. Es gibt sie in drei verschiedenen Schwierigkeitsgraden und somit ändert sich auch die Stabilität.

- **WIE FUNKTIONIEREN BALANCE-PADS?**

Dadurch dass sie eine in sich instabile Unterlage darstellen, ist der Körper angehalten, seine fehlende Stabilität durch Aktivierung verschiedener Muskelgruppen auszugleichen. Dies geschieht durch die Eigenwahrnehmung unseres Körpers mithilfe der Tiefensensibilität, die auch Propriozeption genannt wird. Sie ermöglicht uns, auf Änderungen des Untergrunds schnell zu reagieren. Ist die Propriozeption gestört, besteht ein höheres Verletzungsrisiko bei Freizeit- und Sportaktivitäten.

FITNESS FÜR FAULE

■ WARUM BALANCE-PADS?

Die intramuskuläre Koordination und die Propriozeption werden verbessert. Durch die ständig wechselnden Muskelanspannungen, um den Körper im Gleichgewicht zu halten, trainieren Sie ganz nebenbei Bein-, Po- und Rumpfmuskulatur. Sie sind ein optimales Ergänzungstraining für Ihr bisheriges Programm.

■ WAS IST ZU BEACHTEN?

Bevor Sie auf das Pad steigen, sollten Sie einige Aufwärmübungen gemacht haben, um das Verletzungsrisiko zu minimieren. Sie stellen sich zuerst mit beiden Beinen und danach, wenn Sie ein gutes Balancegefühl haben, mit einem Bein darauf. Sobald Sie einen guten Stand haben, versuchen Sie sich ruhig selbst ein wenig aus dem Gleichgewicht zu bringen, indem Sie zum Beispiel das freie Bein vor- und zurückschwingen oder ein Thera-Band zu Hilfe nehmen.

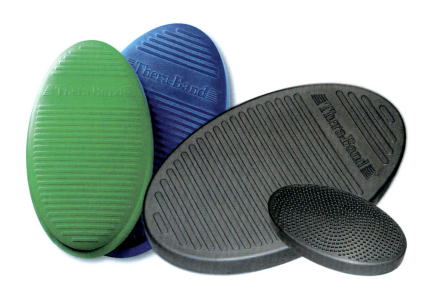

Mehr Infos über Balance-Pads unter: www.fitmitkati.de

FITNESS FÜR FAULE

SINNVOLLE ANSCHAFFUNGEN FÜR ZU HAUSE

■ **BADMINTON-SET** Zwei Schläger, ein Pack Bälle (am besten aus Naturfedern) – und schon kann der rasante Spaß losgehen. Bei Badminton, der sportlichen Version von Federball, fällt es auch Anfängern ziemlich leicht, den Ball im Spiel zu halten. Kostet rund 30 Euro.

■ **HANTELN** Unentbehrliche Heimtrainer, die schnelles Verändern des Widerstands und damit ein umfassendes Training erlauben. Ein Kurzhantel-Set kostet rund 50 Euro, Langhanteln ab 40 Euro.

■ **FLEXBAR** Na gut, das Gerät ist etwas einseitig einsetzbar. Aber Sie können damit gezielt die Muskulatur im Arm-, Schulter- und Brustbereich trainieren, also alles für einen schönen Busen. Kostet rund 15 Euro.

■ **GYMNASTIKMATTE** Wann immer Sie zu Boden gehen wollen (Power-Circle, Yoga etc.), mit einer guten Unterlage macht alles mehr Spaß. Achten Sie auf die Dicke. Eine gute Matte kostet rund 40 Euro.

■ **XERCUFF** Sinnvoll, wenn Sie die Aerobic-Stunde noch besser nutzen wollen. Mit diesem neuen Beingummi (das Sie mit Hilfe von Klettmanschetten um die Knöchel binden), können Sie gezielt nicht nur die Beinmuskulatur stärken, sondern vor allem die Po-Muskulatur festigen. Kostet rund 20 Euro.

Mehr Infos unter: www.fitmitkati.de

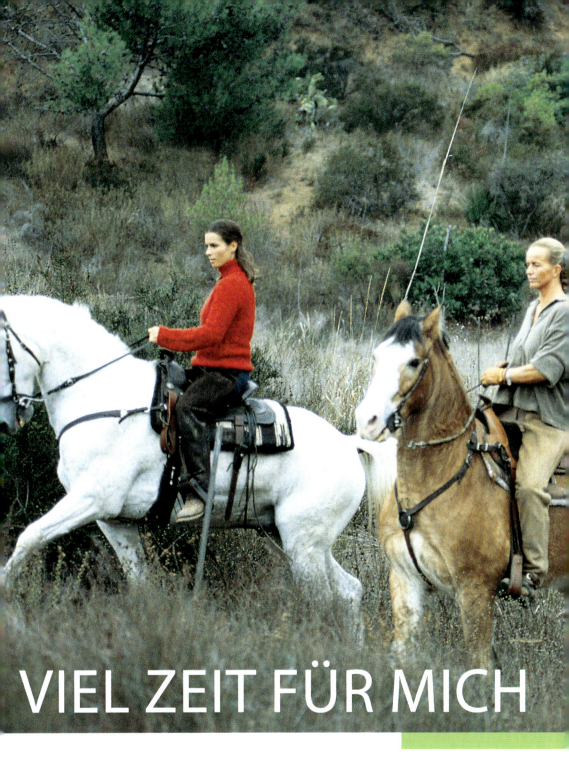

VIEL ZEIT FÜR MICH

Wie Sie den Urlaub als Trainingslager nutzen können

VIEL ZEIT FÜR MICH

URLAUB ALS TRAININGSLAGER
Wie Sie Ihre Ferien intensiv nutzen können

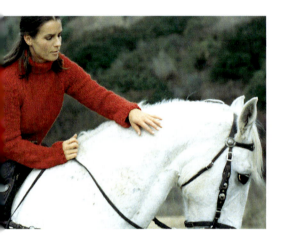
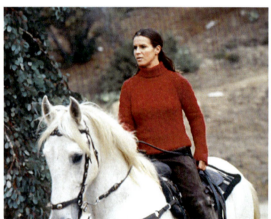

PUH. Verdammt marode fühlst du dich morgens manchmal. Leer. Ausgelaugt. Müde. Lustlos. Steif. Oh ja, du spürst diese schreckliche Schwere in deinen Gliedern, das Pensum vom Vortag steckt dir noch in den Knochen. Deine Muskeln schwächeln längst, sie bitten unüberhörbar: Gnade! Ja, du möchtest heute Morgen am liebsten liegen bleiben, dich noch mal umdrehen und deinen Urlaubstag so nutzen wie das die Mehrheit jener, die sich als vernünftige Menschen betrachten, auch tut: Mensch, einfach faul sein. In solchen Momenten fragst du dich ziemlich verzagt, ja kleinlaut: Was soll denn der ganze Quatsch hier? War das wirklich eine gute Idee? Nein! Zum Teufel mit diesem Plan, der mal so verführerisch geklungen hat.

VIEL ZEIT FÜR MICH. Zwei Wochen lang nur für den Sport leben, mal so richtig in Form kommen, sich nur um den Körper kümmern, den ganzen lieben langen Tag. Zwei ganze Wochen total für dich nutzen, mal so richtig Gas geben, um richtig fit zu werden. Ja, dieser Gedanke erschien himmlisch. Und jetzt? Jetzt dieses Erschöpftsein, diese Verdrossenheit, die in manchen Momenten an Verzweiflung grenzt. Eine Hölle ist das hier, dieses private Trainingslager! Solche verfluchten Momente sind normal. Tiefpunkte sind normal. Aber wetten, sie

VIEL ZEIT FÜR MICH

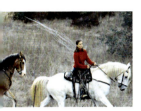

Hochgefühle, hoch zu Ross. Nur Mut: Ein Ausritt kann zu einem wunderbaren Abenteuer werden.

sind bald vergessen. Sie werden, wenn schließlich alles überstanden ist, diese Urlaubstage, die Sie als manchmal teuflische Körperqual erlebt haben, bestimmt himmlisch finden: eine klasse Zeit, heldenhafte Tage, die sich bestens eignen als süffisanter Erzählstoff, aber auch als Lernphase. Sie lernen, welche Belastungen Ihre Wundermaschine namens Körper zu leisten imstande ist und wann sie streikt. Sie werden erleben, welchen enormen Schub so eine Art privates Trainingslager bringen kann.

TRAININGSLAGER – das hat bei mir früher immer gemischte Gefühle ausgelöst. Einerseits bin ich gerne hingefahren, habe mich gefreut, wenn ich zwischendurch mal von zu Hause weg war. Mal raus aus dem ganzen Trainingstrott, mal was anderes sehen. Und das Leben mit den Sportkameraden war ja immer lustig. Einmal zum Beispiel im Winter gingen wir in der Mittagspause auf den Fichtelberg, kauften uns Eis, was verboten war, aßen Kuchen, was verboten war, tranken einen Glühwein und noch einen Glühwein – was erst recht verboten war. Unsere Trainer, die ließen wir warten. Wir hatten uns Plastiktüten mitgenommen und rutschten den ganzen Weg vom Gipfel auf dem Hosenboden nach Hause. Kichernd kamen wir wieder im Trainingszentrum an. Ich war die Dienstälteste, murmelte etwas von verlaufen, Weg verpasst – hinter vorgehaltener Hand, weil Glühwein eine ganz penetrante Fahne macht. Unsere Trainer taten zwar so, als wären sie unheimlich sauer, aber ich wurde das Gefühl nicht los: Die hatten uns durchschaut und ließen mal Leine.

EINERSEITS also Spaß, andererseits war jedes Trainingslager für alle eine harte Zeit. Knochenarbeit. Gnadenlos, diese Wochen, aber höchst effektiv. Im Sommer immer in Zinnowitz, im Winter in Oberwiesenthal. Meist aber den ganzen Tag totale Konzentration auf den Sport. Ein unerbittlicher Test.

> **AN WAS SIE BEIM PACKEN DENKEN SOLLTEN**
> - Regenjacke, wetterfest
> - Festes Schuhwerk
> - Musik
> - Spiele
> - Badezusatz
> - Vitamine
> - Müsli-Riegel
> - Thera-Band
> - Radelhose
> - Helm
> - Seil
> - Rucksack
> - Sonnenbrille
> - Sonnencreme

Und am Ende folgte eine Abrechnung, die gnadenlos aufzeigte: Wie gut hast du wirklich trainiert? Wo genau stehst du? Welchen Leistungsstand hast du erreicht? Reicht er, um die nächsten Wettkampfmonate erfolgreich durchzustehen?

Wann sich für Sie ein Trainingslager lohnen kann:
- Wenn Sie sich auf einen Wettkampf (zum Beispiel ein Tennis-Turnier, einen Triathlon) optimal vorbereiten wollen
- Wenn Sie sich in kurzer Zeit ganz konsequent fit machen wollen, als Vorbereitung für einen wichtigen Termin (zum Beispiel eine Examensprüfung)
- Wenn Sie bereit sind, zwischendurch mal konzentriert in einem höheren Umfang zu trainieren, um Ihrem Fitness-Status einen richtigen Schub zu geben – wenn Sie also auf ein höheres Fitness-Niveau kommen wollen

Genau deswegen gestalte ich mir ein ums andere Mal freiwillig mein privates Trainingslager, wenn ich für eine anstrengende Tournee in Form kommen will. Allein daheim würde es drei Monate dauern, um ein ähnlich solides Fitness-Fundament aufzubauen. Außerdem: In Gemeinschaft fällt alles leichter.

ÜBRIGENS, der Tag-für-Tag-Trainingsplan (auf den nächsten Seiten), den wir für Sie zugeschnitten haben, unterscheidet sich kaum von meinem Pensum. Was bei mir noch oft dazukommt: jeweils zwei Stunden auf dem Eis. Und wissen Sie was: Im Trainingslager zur Saisonvorbereitung tun selbst Profifußballer nur unwesentlich mehr. Wichtig ist:
- Sie sollten topgesund sein, bei Erkältung oder Infekt sofort das Training reduzieren
- Im Gebirge langsam beginnen, an die Höhe anpassen
- Anspannung und Entspannung müssen vernünftig dosiert werden; Pausen

VIEL ZEIT FÜR MICH

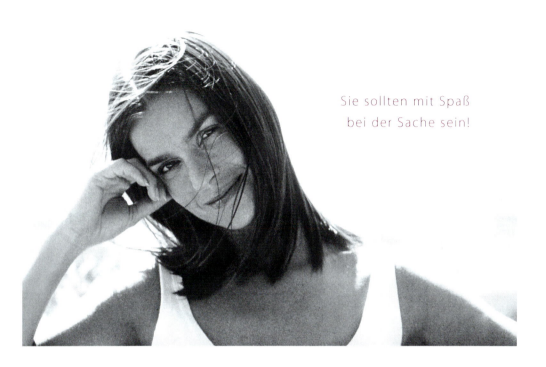

Sie sollten mit Spaß bei der Sache sein!

- einplanen und einhalten, sonst zwingt der Körper zu Pausen
- Ausdauer können Sie täglich trainieren, bei Krafttraining sollte immer ein Ruhetag dazwischen sein

Entspricht Ihr Fitnesslevel dem eines Einsteigers oder haben Sie Ihren Sport in letzter Zeit etwas schleifen lassen und wollen jetzt Ihren Urlaub nutzen, um wieder zu Ihrem alten Fitness-Level zurückzugelangen? Für Sie habe ich den Power-Plan EASY zusammengestellt, der Sie nicht überfordern wird, der aber bewirkt, dass Sie in 14 Tagen wieder eine viel bessere Leistungsfähigkeit und einen tollen Body haben.

WICHTIG AUCH: Sie sollten mit Spaß bei der Sache sein. Auch wenn es hart wird. Und es wird garantiert hart. Ich kann die Tortur und den Schmerz genießen. Warum? Weil ich erfahre, was in mir steckt. Weil ich weiß, es nützt mir, letztlich tut es gut.

Das ist ja das Schöne beim Sport: Die Resultate sind unmittelbar zu sehen.

POWER-PLAN

POWER-PLAN
FIT IN 14 TAGEN

1. Tag | 2. Tag | 3. Tag | 4. Tag | 5. Tag | 6. Tag | 7. Tag | 8. Tag | 9. Tag | 10. Tag

DAS PENSUM HEUTE:
- Nach dem Frühstück 20–30 Minuten Laufen
- Stretching
- Nachmittags 45–60 Minuten Radfahren
- Stretching

BEGINNEN SIE den Tag nach der Ankunft ganz locker. Machen Sie sich heute bloß keinen Stress. Schlafen Sie aus! Ruhen Sie erst mal aus. Am Vortag sind Sie gereist, vielleicht mussten Sie länger sitzen. An diesem ersten Tag in Ihrem privaten Trainingslager sollten Sie sich also erst mal mit den Gegebenheiten vertraut machen – und schön langsam eingrooven.

Frühstücken Sie leicht, am besten ein Müsli mit Joghurt und Obst – die langkettigen (komplexen) Kohlenhydrate halten lange vor. Starten Sie zwei Stunden nach dem Frühstück zu Ihrem ersten leichten **LAUF-**

TRAINING: 20 bis 30 Minuten. Bloß keinen Kaltstart. Laufen Sie gaaanz langsam los, laufen Sie locker und weiterhin bewusst langsam. Es kommt bloß darauf an, in Bewegung zu kommen. Nein, legen Sie zum Schluss auch keinen Spurt hin. Trudeln Sie aus.

Danach auf dem Fußboden des Hotelzimmers leichte **STRETCHING**-Übungen. (siehe Seite 163) Auch beim **RADFAHREN** mit Ihrem Montainbike an diesem Nachmittag müssen Sie sich noch keine Großtaten zumuten. Es kommt nur darauf an, dass Sie den Hintern an den Sattel gewöhnen. Heute reichen schon 45 bis 60 Minuten. Wählen Sie für dieses Schnupper-Training ein flache Strecke aus.

Hinterher wieder **STRETCHING!** Die Dehnübungen sollten zum selbstverständlichen, unverzichtbaren Schlussakkord bei jedem Training werden.

Versuchen Sie, in den nächsten zwei Wochen so viel **OBST UND GEMÜSE** wie

POWER-PLAN

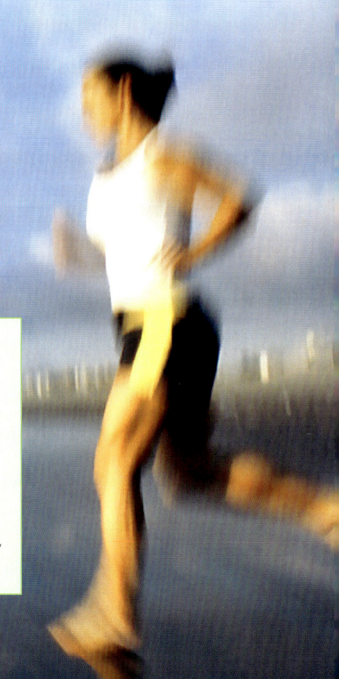

möglich zu essen. Wie oft? Take five, also täglich fünf Portionen. Obst und Gemüse helfen auch, die Verdauung in Gang zu bringen. Decken Sie sich auch auf Ihrem Hotelzimmer mit Obst ein, um jederzeit einen Apfel, eine Banane oder Trauben greifbar zu haben – als Snack für zwischendurch.

1. TAG POWER-PLAN EASY
- Nach dem Frühstück 30 Minuten Laufen – langsam und bewusst, immer mit ausreichend Sauerstoff, gegebenenfalls Walking, austrudeln
- 20 Minuten Stretching
- Nachmittags: Erkunden Sie die Anlage und informieren Sie sich über das komplette Sport-, Fitness- und Kursangebot.

POWER-PLAN

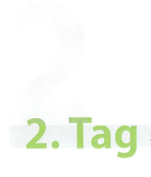

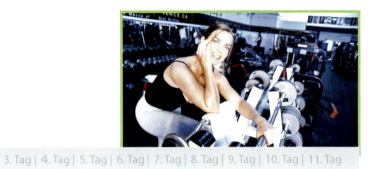

2. Tag

3. Tag | 4. Tag | 5. Tag | 6. Tag | 7. Tag | 8. Tag | 9. Tag | 10. Tag | 11. Tag

DAS PENSUM HEUTE:
- Vor dem Frühstück 30 Minuten leichtes Laufen
- 5–10 Minuten Stretching
- Frühstück
- Fitness-Studio – Oberkörper/ Rumpf/ Bauch
- 1 Stunde Radfahren
- Stretching

VOR DEM FRÜHSTÜCK 30 Minuten leichtes, lockeres Lauftraining. Egal, wie schwer es fällt: Laufen Sie langsam los, mit kleinen Schritten. Wenn Sie auf nüchternen Magen laufen, kurbeln Sie zusätzlich die Fettverbrennung an. Die Kohlenhydrat-Speicher sind über Nacht ziemlich leer, der Körper muss sich bald aus den Fettreserven bedienen, um Energie zu gewinnen.

Nach dem Laufen sind Sie gut vorgewärmt fürs **STRETCHING** (5 bis 10 Minuten). Verzichten Sie nicht darauf. Sie würden sich für die zweite Trainingseinheit am Nachmittag ziemlich steif fühlen. Stretching wirkt immer wie eine kleine Regeneration.

Gönnen Sie sich ein gesundes Frühstück: Müsli mit Joghurt und Obst. Auch Eier – als Eiweißträger.

Heute können Sie schon mal ein bisschen Gas geben. Es stehen noch zwei Trainingseinheiten auf dem Plan: Ihr nächster Termin ist im **FITNESS-STUDIO.** Machen Sie sich mit den Maschinen im Gym vertraut. Trainieren Sie Oberkörper/Rumpf/Bauch (siehe »Witt-Workout« ab Seite 146).

Ihre **DRITTE TRAININGSEINHEIT:** eine Stunde Radfahren. Behutsam beginnen!

POWER-PLAN

Vermutlich haben Sie das Mountainbike geliehen. Also erst mal die Lenkerposition und die Sitzhöhe justieren. Achten Sie darauf, dass der Sattel nicht zu niedrig eingestellt ist – das gibt nur unnötig viel Druck auf die Knie. Richtig ist: Wenn der Fuß auf dem Pedal steht und den tiefsten Punkt erreicht, sollte das Knie fast ganz gestreckt sein. Nach dem Rad-Training unbedingt **STRETCHING**.

2. TAG POWER-PLAN EASY

- Vor dem Frühstück 10 Minuten Radeln im Fitness-Studio oder 10 Minuten Walking am Strand, um wach zu werden, danach 10 Minuten Stretching – 5 wichtige Muskelpartien (Beine vorne/hinten, Gesäß, Seite Rumpf, Schulterblattpartie, Nacken von links nach rechts)
- Frühstück – der Nährstoffwechsel ist jetzt wach, Sie werden mit einem aktivierten und wachen Körper bewusster und gesünder frühstücken; schicken Sie den Körper mit ausreichend Kohlenhydraten und Proteinen in den Tag – Müsli, Ei, Joghurt und Vollkorniges sind dabei Ihre Lieferanten
- Vor dem Mittagessen bzw. am Nachmittag 30 Minuten Fitness-Studio; trainieren Sie heute Oberkörper, Rumpf und Bauch; am sinnvollsten ist es, wenn Sie zu Beginn einen Termin mit einem Trainer oder sogar Personal Trainer vereinbaren, der Ihnen Ihren Trainingsplan für das Training im Fitness-Studio erstellt und mit Ihnen die Übungen durchgeht
- 30 Minuten Laufen – jetzt schon etwas intensiver; seien Sie leicht kurzatmig, aber empfinden Sie die Anstrengung noch als angenehm; seien sie »in the zone« und laufen Sie zügig vor sich hin

Shower-Power:

Sicher kennen Sie einen Pfarrer namens Sebastian Kneipp. Genau, der mit den kalten Güssen. Klingt furchtbar altmodisch, aber gönnen Sie sich morgens den schaurigschönen Luxus wechselwarmer Ganzkörpergüsse. Die morgendliche Mobilmachung geht so:

- Duschen Sie zunächst warm.
- Danach kalt (15 Grad). Erst das rechte Bein, dann das linke; rechter Arm, linker Arm, Brust, Rücken (ca. 20 Sek).
- Dann wieder warm. Nach Belieben wiederholen.
- Zum Schluss stets kalt duschen.
- Hinterher erfolgt im Idealfall eine Bürstenmassage (immer Richtung Herz schrubben).
- Bei einem echten kneippschen Guss drehen Sie zum Duschen den Brausekopf ab; das Wasser fließt jetzt einfach aus der Schlauchöffnung und spritzt nicht so stark.

POWER-PLAN

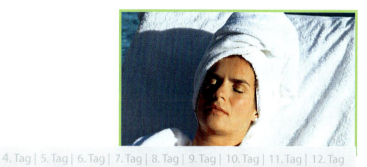

3. Tag
4. Tag | 5. Tag | 6. Tag | 7. Tag | 8. Tag | 9. Tag | 10. Tag | 11. Tag | 12. Tag

DAS PENSUM HEUTE:

- Vor dem Frühstück 30 Minuten Laufen
- 10–15 Minuten Stretching
- Frühstück
- Lunch – Kohlenhydrate
- 1–1½ Stunden Mountainbiking
- 20 Minuten Stretching
- Abends: Sauna

DIESER TAG WIRD HART. Sicher fühlen Sie sich morgens ziemlich steif. Es wird Ihnen schwer fallen, noch vor dem Frühstück zu laufen. Hilft nix: Laufen Sie langsam los, laufen Sie insgesamt 30 Minuten. Man kann die Müdigkeit weglaufen. Nach zehn Minuten läuft es sich schon leichter. Falls Sie am Strand laufen: Weicher Boden dämpft sehr stark, ein Teil der Energie geht gewissermaßen ins Bodenlose – dadurch ist Laufen viel anstrengender. Sie können also getrost ein Drittel der Strecke einsparen, haben aber dennoch genauso viel geleistet wie auf festem Boden. Hinterher intensives Stretching draußen: 10 bis 15 Minuten. Also alle Dehnübungen dreimal wiederholen.

Zum **LUNCH** am besten ein Gericht mit Reis oder Nudeln, also komplexe Kohlenhydrate. Ihr Körper braucht und verbrät in diesen Tagen mehr Kalorien. Außerdem sind Kohlenhydrate Weichmacher für die Muskulatur.

Nachmittags beginnen Sie ernsthaft mit dem Aufbau von **KONDITION:** eine bis eineinhalb Stunden mit dem Mountainbike ins Gelände. Montieren Sie den Sattel zwei Finger breit tiefer. Fahren Sie in niedrigen Gängen mit höherer Trittfrequenz. Auf Trails, also unebenem Boden, wird außerdem das Gefühl für Balance geschult. Unmittelbar danach wieder ausgiebig Stretching: 20 Minuten! Radfahren macht steif, mehr als Laufen.

POWER-PLAN

Abends ab in die Sauna! Das ist eine heiße Wohltat für Körper und Seele. Nein, eine unmittelbare Leistungssteigerung lässt sich durch Sauna allein nicht erreichen. Aber richtiges Saunieren

- baut Stresshormone ab
- erhöht den Serotoninspiegel (das Hormon, das für Entspannung und Schlaf zuständig ist)
- wirkt entspannend und erfrischend
- ist reinigend und entschlackend
- der Stoffwechsel kommt auf Touren
- die Haut wird besser
- der Wechsel zwischen Hitze und abruptem Temperatursturz wirkt wie ein Training der Blutgefäße
- durch Saunabaden lernen die Blutgefäße also wieder jene Wärmeregulierung, die unter der Kleidung oder durch Klimaanlagen häufig verloren geht; das steigert die Abwehrkräfte gegen infektiöse Attacken.

3. TAG POWER-PLAN EASY

- Nach dem Frühstück oder nachmittags sitzen Sie 1–2 Stunden im Sattel – Mountainbiking oder alternativ 45–60 Minuten Laufband oder Crosstrainer im Fitness-Studio
- 20 Minuten Stretching oder Yoga (hier aber eine moderate Einsteigervariante, es sei denn, Sie sind schon geübt)
- Schließen Sie Ihren Sport heute mit 2 Saunagängen ab – dies dient der Muskeldurchblutung und -entspannung und ist als aktive Regenerationsmaßnahme bestens geeignet

POWER-PLAN

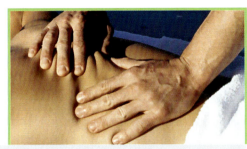

4. Tag
5. Tag | 6. Tag | 7. Tag | 8. Tag | 9. Tag | 10. Tag | 11. Tag | 12. Tag | 13. Tag

DAS PENSUM HEUTE:
- Kein Morgensport
- Frühstück – kräftig, zusätzlich Toast oder Omelett
- 4 Stunden Hiking
- 30 Minuten Schwimmen
- Abends: Massage

Der Körper soll sich heute Morgen erst mal **ERHOLEN**, deshalb fällt Laufen aus. Der beste **START** in den Tag: gleich nach dem Aufwachen ausgiebig räkeln, recken und strecken. Nach acht Stunden Schlaf sind Muskeln und Sehnen leicht verkürzt. Mit einer Art naturgegebenem Stretching (wie es morgens auch Hunde und Katzen tun) machen Sie sich wieder lang. Der Körper nimmt solche Weckreize dankbar auf: Die Sauerstoffversorgung wird verbessert, der gesamte Organismus auf Aktivität eingestimmt. Die Schlaftrunkenheit weicht viel eher.

Klar, möglichst jeden Morgen: Shower-Power unter der Dusche (siehe Tag 2). Kräftiges Frühstück, also außer Ihrem **OBST-MÜSLI** zum Beispiel auch Toast mit Honig, ein oder zwei Muffins und ein Omelett. Sie brauchen reichlich Energie für ein Vier-Stunden-**HIKING**. Nehmen Sie auf jeden Fall ausreichend zu trinken (pro Person 1 ½ Liter Wasser oder Apfelschorle), ein paar Riegel und warme Kleidung bzw. Sachen zum Wechseln mit.

Heute auch noch 30 Minuten **SCHWIMMEN**. Es muss nicht schnell sein, ganz locker ist gut. Sie sollen sich einfach nur im Wasser aufhalten, das hilft prima bei der Regeneration. Melden Sie sich heute noch zur **MASSAGE** an. Beim Abendessen sollten Sie Fisch oder Geflügel bestellen, also einen Proteinträger. Außerdem viel Mineralwasser trinken, um den Flüssigkeitsverlust vom Tage auszugleichen. Ein Glas **BIER ODER WEIN** dürfen Sie sich natürlich auch gönnen.

POWER-PLAN

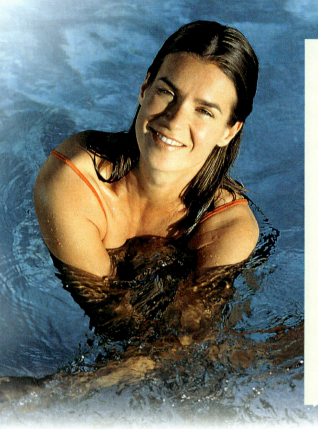

4. TAG POWER-PLAN EASY
- Kein Morgensport
- Frühstück – heute kräftig mit einer Extraportion Kohlenhydrate, z. B. Omelett mit Banane, Vollkorntoast mit Honig
- 60 Minuten intensives Laufen auf dem Laufband oder outdoor oder 2 Stunden Bergwandern
- 20 Minuten gemütliches Schwimmen, zwischendurch einfach mal treiben lassen – danach ab in den Whirlpool für 5–10 Minuten; und/oder gönnen sie sich danach eine Massage.

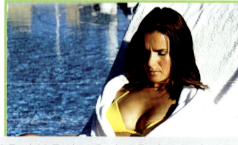

5. Tag   6. Tag | 7. Tag | 8. Tag | 9. Tag | 10. Tag | 11. Tag | 12. Tag | 13. Tag | 14. Tag

Sie werden heute von gestern ziemlich müde sein, besonders Ihre Waden und Oberschenkel spüren. Trotzdem: Laufen Sie auch heute Morgen wieder 40 Minuten locker. Diesmal die WADEN VORHER DEHNEN. Das Laufen wird anfangs schwer fallen, aber Sie werden sehen: Nach 10 Minuten läuft es sich schon viel leichter.

DAS PENSUM HEUTE:

- Waden dehnen
- 40 Minuten Laufen
- Kurzes Stretching
- 40 Minuten Gym – Oberkörper/Rumpf/Bauch
- Zwischendurch ein Nickerchen
- 120 Minuten Mountainbiking
- 20 Minuten Stretching
- 30 Minuten Füße hochlegen
- Regenerationsbad

Hinterher kurzes **STRETCHING**. Heute stehen insgesamt drei Trainingseinheiten auf dem Programm. Warum gönnen Sie sich nicht zwischendurch ruhig ein **NICKERCHEN?** Im Gym ist heute alles bis auf die Beine dran, also Oberkörper/Rumpf/Bauch/Rücken und Arme (siehe ab Seite 146). Beim Mountainbiken (2 Stunden) werden Kraft und Ausdauer trainiert. Gehen Sie ins **GELÄNDE**, suchen Sie leichte Steigungen, bevorzugen Sie ruhige Straßen abseits. Hinterher ausgiebig Stretching (20 Minuten). Heute unbedingt noch 30 Minuten die **FÜSSE HOCHLEGEN.** Und dann ab in ein warmes Regenerationsbad mit Kampfer.

5. TAG POWER-PLAN EASY

- Gestern sind Sie gelaufen, deswegen wird heute wieder geradelt
- Zunächst aber etwas Stretching der müden Beine und zum Wachwerden, 5–10 Minuten genügen
- Frühstück
- 40 Minuten Training im Gym für Oberkörper, Rumpf und Bauch
- Danach 60 Minuten Mountainbiking oder vielleicht sogar eine Kursstunde Spinning oder eine Choreographiestunde Aerobic oder Tae Bo. Auch dies trainiert hervorragend die Kondition und Koordination
- Schließen Sie Ihr Training mit einem Regenerationsbad oder 10–15 Minuten im Whirlpool ab
- 20 Minuten Füße hochlegen rundet Ihren Sporttag mit geistiger Entspannung ab

POWER-PLAN

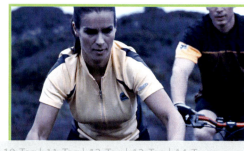

6. Tag
7. Tag | 8. Tag | 9. Tag | 10. Tag | 11. Tag | 12. Tag | 13. Tag | 14. Tag

DAS PENSUM HEUTE:
- 40 Minuten Laufen
- 30 Minuten Gym
- Stretching
- 90 Minuten Mountainbiking
- Stretching
- Sauna

Sie kennen das jetzt ja schon: Wie fast immer, morgens locker und leicht laufen: heute 40 Minuten.

Im Gym auf das Beintraining, Bauch und Po konzentrieren. Hinterher intensives Stretching, mindestens 10 Minuten. Sie brauchen in diesen Tagen besonders viel **EIWEISS:** täglich rund zwei Gramm pro Kilo Körpergewicht. Trinken Sie als Nahrungsergänzung einmal täglich einen Proteinshake. Bringen Sie, wenn es möglich ist, Abwechslung ins Radtraining. Wenn Sie in den Bergen sind: Lassen Sie sich mit Ihrem Rad doch mal mit der Seilbahn hochfahren – und dann runter in den Downhill-Spaß. Sie werden staunen, wie anstrengend run-

Zur REGENERATION in die Sauna.
Damit der Badespaß zur Wohltat wird, hier die wichtigsten Sauna-Regeln:
- Sauna braucht Zeit – mindestens zwei Stunden ohne Stress.
- Gehen Sie weder hungrig noch mit vollem Magen in die Sauna.
- Duschen Sie vorher, trocknen Sie sich ab, denn trockene Haut schwitzt schneller. Ein warmes Fußbad erleichtert das Schwitzen.
- Halten Sie sich kurz, aber intensiv in der Saunakabine auf: Acht bis zwölf Minuten reichen völlig. Optimal: drei bis vier Gänge. Zwischendurch Wasseraufgüsse – **LÖYLYÖ**, wie es finnisch heißt.
- Ein bis zwei Minuten vor dem Verlassen der Saunakabine aufrecht hinsetzen, damit sich der Blutkreislauf stabilisieren kann.
- Abkühlen beginnt an der frischen Luft. Ein Kaltwasserguss mobilisiert den Kreislauf.
- Warme Fußbäder, dann nochmals abkühlen – das verstärkt das Gefäßtraining.

terfahren sein kann. Downhill beansprucht den Oberkörper total und erfordert dazu Superkonzentration. Wenn Sie nicht in den Bergen sind: Heute 90 Minuten flach fahren. Meiden Sie lange Steigungen. Locker bleiben, lassen Sie es rollen, nicht mit aller Kraft in die Pedale, sonst werden Sie hinterher »dicke Beine« bekommen.

6. TAG POWER-PLAN EASY

- Heute eine kleine Runde im Pool zum Wachwerden, 10–15 Minuten
- Frühstück
- 30 Minuten Gym für Beine, Bauch und Po
- Nachmittags oder direkt nach dem Gym, wenn Sie es hinter sich bringen wollen: 60–90 Minuten Mountainbiking, aber downhill, d. h. mit dem Lift oder Shuttle-Service uphill
- Downhill entlastet die Beine, beansprucht und trainiert den Oberkörper aber umso mehr. Keine Berge vorhanden? Dann einfach nur 60 Minuten locker und entspannt in der Ebene radeln; lassen Sie es heute rollen
- 10–15 Minuten Stretching der Hauptmuskelgruppen
- Danach 2 Saunagänge – und die passive Regeneration der Muskeln kann beginnen

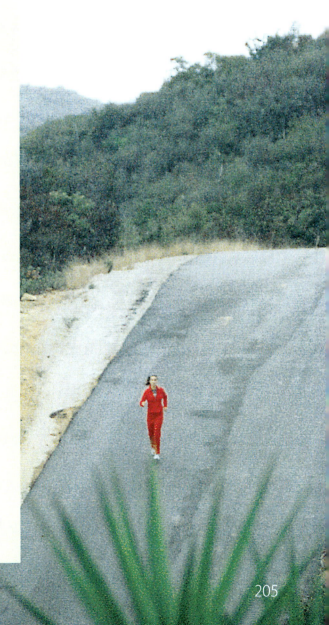

POWER-PLAN

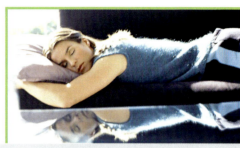

7. Tag
8. Tag | 9. Tag | 10. Tag | 11. Tag | 12. Tag | 13. Tag | 14. Tag

DAS PENSUM HEUTE:

- Pausentag – Entspannung und Regeneration
- Zwei Stunden Spaziergang – alternativ 30 Minuten Inlineskating
- Atem-Entspannung vor dem Schlafen

Oh, wie schön: Heute machen wir mal einen ganzen Pausen-Tag. Gönnen Sie dem Körper Zeit, sich zu erholen. Sie werden deutlich spüren, was er in den letzten Tagen geleistet hat.

VORSCHLÄGE FÜR DIE PASSIVE REGENERATION:

- Schlafen Sie aus, so lange wie Sie wollen.
- Lassen Sie die Seele baumeln.
- Lesen Sie gemütlich.
- Hören Sie Ihre Lieblingsmusik.
- Gehen Sie ins Kino.

Geben Sie sich **INPUT,** der nicht allzu anstrengend ist. Warum das Ganze? Nach all den Tagen droht auch eine zentrale Ermüdung, nicht nur der Muskeln, auch des Gehirns. Denn schließlich hat das Gehirn ständig Impulse an die Muskulatur gesendet. Wenn Sie jetzt eine Pause setzen, können Sie den unerwünschten Effekt des Übertrainings verhindern.

VORSCHLÄGE FÜR DIE AKTIVE REGENERATION:

Machen Sie einen langen Spaziergang, über zehn Kilometer weit, das wären also gute zwei Stunden. Öffnen Sie unterwegs die Sinne. Atmen Sie die Düfte tief in Ihre Lungen. Lauschen Sie den Vögeln. Spüren Sie den Wind. Sehen Sie den Wolken nach und hängen Sie Ihren Gedanken nach. Sie werden Harmonie erleben – mit der Natur und mit Ihrer Natur.

Wenn es etwas rasanter sein darf, machen Sie eine kleine Tour auf Inlineskates, vielleicht 30 Minuten.

Oder erleben Sie die Natur auf »tierisch« schöne Art, gehen Sie doch mal reiten.

7. TAG POWER-PLAN EASY
- Pausentag – Entspannung und Regeneration
- 1 Kursstunde Pilates oder Yoga oder ein 30–60-minütiger Spaziergang oder 9 Löcher Golf
- Abschließend 2 Saunagänge, Regenerationsbad und/oder Whirlpool
- Atem-Entspannung vor dem Schlafen

Atem-Entspannung

Heute auch mal eine Atem-Entspannung vor dem Einschlafen. Als Kinder haben wir ganz natürlich geatmet, tief und gleichmäßig. Aber jetzt? Die meisten atmen oberflächlich und flach. Lernen Sie wieder natürlich zu atmen. Legen Sie sich entspannt auf den Rücken, die Handflächen auf den Bauch, die rechte Hand oberhalb, die linke unterhalb des Bauchnabels. Erspüren Sie ganz bewusst die Atemräume. Wie atme ich? Wohin fließt der Atem? Wie fühlt er sich in der Nase an? Was fühlt sich beim Einatmen anders an als beim Ausatmen? Spüren Sie unangestrengt dem sanften Heben und Senken des Bauches nach. Sicher werden Sie bald eine angenehme Schwere und Ent-Spannung spüren.

POWER-PLAN

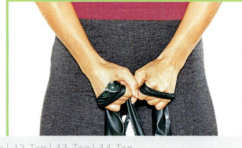

8. Tag 9. Tag | 10. Tag | 11. Tag | 12. Tag | 13. Tag | 14. Tag

DAS PENSUM HEUTE:
- 45 Minuten Laufen
- 6 Kraftübungen – Beine, Rumpf und Oberkörper mit Thera-Band
- 180 Minuten Mountainbiking
- 20 Minuten Stretching und 30 Minuten Füße hochlegen
- Massage

AM ANFANG DER ZWEITEN WOCHE FÄLLT ALLES SCHON LEICHTER. SIE KÖNNEN DEN UMFANG UND DIE INTENSITÄT DES TRAININGS STEIGERN. Das Pensum heute ist bereits verschärft: Morgens 45 Minuten Laufen, wie immer locker und leicht.

Vormittags sechs Kraftübungen für Beine, Rumpf und Oberkörper mit dem Theraband (siehe Seite 72). Anschließend gönnen Sie sich ruhig wieder ein Mittagsschläfchen.

Der **HÄRTESTE BROCKEN** heute: eine Mountainbike-Tour (3 Stunden) in gemischtem Gelände, erst flach und später Steigungen mitnehmen.

Hinterher auf jeden Fall gewissenhaftes Stretching (20 Minuten), damit Sie sich morgen nicht steif fühlen, und wieder 30 Minuten die Füße hochlegen.

Zur Regeneration eine Massage. Wissen Sie, woran Sie schlechte Masseure erkennen? Erstens, wenn die bei der Massage ihre Armbanduhr tragen. Und zweitens nehmen schlechte Masseure viel zu viel **MASSAGEÖL.** Zu viel Öl verhindert saubere Arbeit, weil man den Muskel

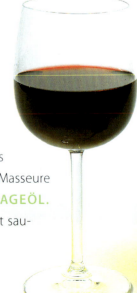

nicht richtig greifen kann, allenfalls darüber reibt und eigentlich bloß das Öl auf der Haut verteilt.

Sie werden heute viel **DURST** haben. Wie gesagt: Nix gegen ein Glas Wein oder ein, zwei Bierchen. Aber während dieser zwei Wochen bitte keine alkoholischen Eskapaden, Sie würden sich damit den Trainingseffekt zunichte machen. Belasten Sie die Leber nicht unnötig, denn die leistet ohnehin schon Schwerstarbeit – weil der Muskelaufbau und die Reparatur nämlich von Enzymen aus der Leber gesteuert werden.

8. TAG POWER-PLAN EASY

- 10–15 Minuten Walking oder Joggen am Strand/outdoor oder auf dem Laufband zum Wachwerden und zum »Öffnen der Nährstofffenster« – »open window«-Effekt
- Frühstück
- 30 Minuten Gym (Beine, Rumpf und Oberkörper mit Thera-Band) oder 1 Kursstunde Bodypower zum Straffungstraining für den ganzen Körper
- 45–60 Minuten Outdoor-Laufen, Laufband oder Crosstrainer im Gym
- 20 Minuten Stretching und anschließend oder nachmittags/abends eine wohltuende Massage

POWER-PLAN

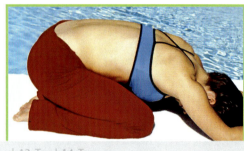

9. Tag 10. Tag | 11. Tag | 12. Tag | 13. Tag | 14. Tag

DAS PENSUM HEUTE:
- 10 Minuten Stretching
- 45 Minuten Laufen
- Frühstück
- Mobilisationsübungen für die Beweglichkeit der Wirbelsäule
- 3 Stunden Hiking
- Warmes Entspannungsbad

Diesen Morgen natürlich zunächst wieder Shower-Power. Übrigens: ein **MORGENAPFEL** ist immer ein guter Griff. Schon wegen der Atemfrische. In unserer Mundhöhle tummeln sich über Nacht Bakterien, Milliarden von Bakterien. Und die sind sehr, sehr produktiv. Leider produzieren sie nur Gase, die nicht gerade gut riechen. Außerdem bildet sich schlechter Geschmack im Mund. Erste Abhilfe: ein Schluck Wasser. Besser: ein Biss von einem Apfel, der setzt Speichelfluss in Gang. Und Sie wissen ja: »An apple a day keeps the doctor away.«

Noch **VOR DEM FRÜHSTÜCK** leichtes Vorwärmen durch **STRETCHING**. Und dann in den Tag mit einem leichten, lockeren Lauf (45 Minuten) einsteigen.

NACH DEM FRÜHSTÜCK Mobilisationsübungen für die Beweglichkeit der Wirbelsäule (siehe ab Seite 78). Heute wiederum eine **WANDERUNG**, also Hiking einplanen (2 bis 3 Stunden). Zur Entspannung ein **WARMES BAD**. Wählen Sie Temperatur und Dauer je nach Gefühl.

9. TAG POWER-PLAN EASY
- Nach dem Frühstück 10 Minuten Stretching
- Mobilisationsübungen für die Wirbelsäule
- Vor dem Mittagessen oder am späteren Nachmittag 120 Minuten Hiking oder 90 Minuten Mountainbiking
- Entspannungsbad

POWER-PLAN

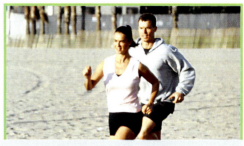

10. Tag 11. Tag | 12. Tag | 13. Tag | 14. Tag

DAS PENSUM HEUTE:
- 30 Minuten Laufen
- Frühstück
- 45 Minuten Gym – Oberkörper/Bauch/Rumpf
- Mittagschlaf
- 1 ½ bis 2 Stunden Mountainbiking
- 30 Minuten regeneratives Schwimmen
- Sauna

WEITER SO! BRAVO! Sie haben schon viel Willenskraft und Disziplin bewiesen. Allmählich müsste sportive Aktivität und bewusste Ernährung zu einer Gewohnheit werden. Wie zufrieden sind Sie jetzt? Welche positiven Veränderungen spüren Sie schon? Ist es nicht ein wunderbares Gefühl, wenn Sie vom Laufen nach Hause kommen und den inneren Schweinehund besiegt haben? Bleiben Sie am Ball!

Also, wie immer noch vor dem Frühstück 30 Minuten **LAUFEN**.

Eine dreiviertel Stunde Training im **GYM**: Oberkörper/Rumpf/Bauch.

Mittagsschlaf.

1 ½ bis 2 Stunden **MOUNTAINBIKING** in gemäßigtem Gelände.

30 Minuten regeneratives **SCHWIMMEN** – also schön langsam. Auch das macht Spaß und hält fit. Prinzipiell gilt: Beim Schwimmen werden besonders die häufig verspannten Schultern und die Bauchmuskeln trainiert und Ausdauer und Koordinationsfähigkeit geschult. Die Bewegung im Wasser stimuliert das Herz-Kreislauf-System, aber durch die relative Schwerelosigkeit im Wasser sind die Pulswerte geringer als beim Laufen. Außerdem sind nur 35 Prozent der Muskulatur im Einsatz. Übrigens:

POWER-PLAN

Korrektes, ruhiges Brustschwimmen ist für den Fettabbau effektiver als hektischer Kraulstil. Gehen Sie heute wieder in die **SAUNA.** Während des Saunabades sollten Sie nichts trinken, weil sonst der Effekt des Entschlackens weitgehend verloren geht. Erst hinterher trinken, dann aber reichlich, am besten Mineralwasser. Nach der Sauna sollten Sie prinzipiell immer auf weitere sportliche Belastungen verzichten.

10. TAG POWER-PLAN EASY

- Vor dem Frühstück 10–15 Minuten Wachradeln im Gym/auf dem Radergometer
- Frühstück
- 45 Minuten Gym zum Training für Oberkörper, Rumpf und Bauch
- 45–60 Minuten Outdoor-Joggen auf dem Laufband oder Crosstrainer
- Alternativ: 60–90 Minuten Beachvolleyball oder Tennis
- Abschließend 15–20 Minuten regenerativ schwimmen

POWER-PLAN

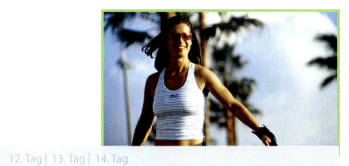

11. Tag
12. Tag | 13. Tag | 14. Tag

DAS PENSUM HEUTE:

- Morgens Gymnastik oder 15 – 20 Minuten Seilspringen
- 180 Minuten lockere Mountainbike-Tour
- 30 Minuten Inlineskating oder Reiten
- Abends Tanzen

Oh ja, Sie werden jetzt ganz schön Ihre Glieder spüren. Bestimmt fühlen Sie sich inzwischen fitter, aber ebenso sicher freuen Sie sich auf den nächsten freien (faulen) Tag. Deswegen sollten Sie heute zumindest etwas **ABWECHSLUNG INS TRAINING** bringen. Nehmen Sie sich also Sachen vor, die richtig **SPASS** machen und motivierend wirken. Zum Beispiel Volleyball spielen oder ins Kino gehen.

Beginnen Sie den Tag mal mit Gymnastik, um die Beweglichkeit zu verbessern. Oder mit 15 bis 20 Minuten Seilspringen. Neudeutsch heißt das **ROPE-SKIPPING**. Jedenfalls belastet Seilspringen auf andere Weise, es schult die Schnellkraft, ist ideal fürs Aufwecken der Muskulatur.

Nehmen Sie sich heute eine ganz lockere Mountainbike-Tour (2 ½ Stunden) vor, durch eine Landschaft zum Genießen. Und dann genießen Sie Ihre Aktivität auch wirklich und **GANZ BEWUSST**. Weitere Vorschläge für heute: Wieder mal eine halbe Stunde Inlineskating oder eine Stunde auf dem Pferderücken. Reiten ist eine schöne Erfahrung, aber besonders Po, Oberschenkel und Knie werden bei 30 Minuten ganz schön gefordert.

Warum heute Abend nicht einmal Training mit besonders lustvollen, ästhetischen Bewegungen? **TANZEN** Sie doch mal wieder! Tanzen ist von Kopf bis Fuß ein spielerisches Fitnessprogramm. Da werden Balance, Beweglichkeit, Haltung und Körperbeherrschung trainiert und durch die erforderlichen Drehungen und Schritte alle Muskeln beansprucht. Der Rhythmus der Musik hilft leicht über alle Anstrengungen hinweg. Aus der Körperkontrolle, die mehr und mehr zunimmt, gewinnen Sie garantiert zusätzliches Selbstbewusstsein. Warum tanzen Sie heute nicht einfach? Wenn gerade kein passender Partner zur Verfügung steht – na, dann tanzen Sie doch vor dem Spiegel.

11. TAG POWER-PLAN EASY
- 10 Minuten Rope-Skipping (Seilspringen) oder Mobilisationsübungen für die Wirbelsäule
- Frühstück
- 120 Minuten Mountainbiking oder 2 Stunden Surfen oder Segeln, evtl. auch ein Surfkurs (das powert Arme, Oberkörper, Beine und Rumpf ziemlich aus)
- 20 Minuten Stretching zur aktiven Regeneration
- Heute Abend Tanzen für Spaß, Balance und Beweglichkeit, aber vor allem für Geist und Seele

Energie laden

Warum probieren Sie nicht auch mal Body-Scanning, um neue Energie zu laden?
- Legen Sie sich in ein ruhiges, gut gelüftetes Zimmer und schließen Sie die Augen.
- Konzentrieren Sie sich nur auf den Atem.
- Versuchen Sie, Ihren Körper zu spüren – vom Scheitel bis zu den Zehen.
- Konzentrieren Sie sich auf die Zehen, zunächst des einen Fußes. Stellen Sie sich vor, Sie atmeten direkt in die Zehen hinein. Beim Einatmen fühlen Sie frische Kraft in den Fuß fließen, beim Ausatmen lassen Sie alle Mattigkeit ausströmen.
- Durchwandern Sie nun in Ihrer Vorstellung langsam Ihren Körper. Die Waden, die Knie, Lendenwirbelsäule, Rücken, Hände, Unterarme, Ellenbogen und so weiter – Augen, Nase, Ohren, Mund.
- Stellen Sie sich vor, die Luft strömt ungehindert durch den ganzen Körper und tritt wieder aus.

POWER-PLAN

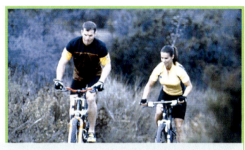

12. Tag 13. Tag | 14. Tag

DAS PENSUM HEUTE:
- Frühstück – Müsli mit Fruchtsaft oder Yoghurt und ½ Banane
- 50 Minuten Laufen
- 30 Minuten Fitness-Studio – Bauch/Beine/Po
- 120–180 Minuten Mountainbiking
- 20 Minuten Stretching
- 2 Saunagänge

Was ist mit dem morgendlichen Shower-Power-Ritual? Schon daran gewöhnt? Schätzen Sie bereits den vitalisierenden Effekt? Nach einem kleinen Frühstück (2 – 3 Löffel **HAFERFLOCKEN** mit Saft, ½ Apfel oder eine Banane) heute Morgen einen längeren, lockeren Lauf: 50 Minuten.

Im Fitness-Studio sind heute Bauch/Beine/Po dran. Gönnen Sie sich, wenn der Körper danach verlangt, weiter einen Mittagsschlaf.

Apropos **SCHLAFEN:** Was ist eigentlich mit Sex im Trainingslager? Sie werden ähnliche Erfahrungen machen wie Leistungssportler, die sich im Trainingslager den ganzen Tag mit ihrem Körper beschäftigen: Die Lust steigt. Sportlerinnen berichten, dass ihre Sinnlichkeit mehr als gewöhnlich geweckt wird. Und welche Auswirkungen aufs Training hat Sex? Schadet es der Leistung, wie manche behaupten? Ganz einfache Antwort: Nein. Sex wirkt sich nur positiv aus. Fest steht nun mal: Beim **SEX** werden Glückshormone produziert und nach deren Ausstoß fühlt man sich – ganz klar – befriedigt.

Ein Vorschlag für das weitere Programm für heute: 2 bis 3 Stunden locker **MOUNTAINBIKEN.**

Danach, wie immer, ausgiebig Stretching. Und zur weiteren Entspannung noch zwei Saunagänge.

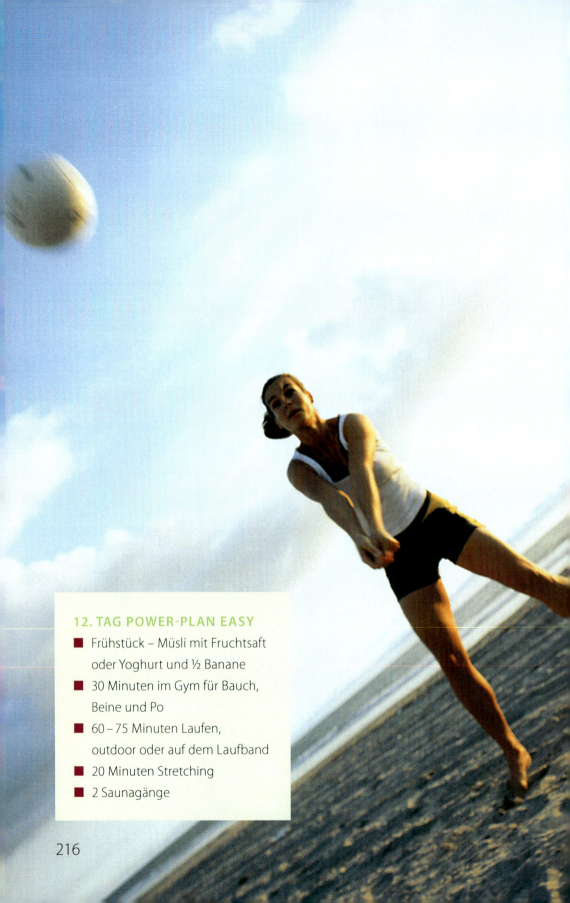

12. TAG POWER-PLAN EASY

- Frühstück – Müsli mit Fruchtsaft oder Yoghurt und ½ Banane
- 30 Minuten im Gym für Bauch, Beine und Po
- 60 – 75 Minuten Laufen, outdoor oder auf dem Laufband
- 20 Minuten Stretching
- 2 Saunagänge

POWER-PLAN

13. Tag | 14. Tag

DAS PENSUM HEUTE:
- 20–30 Minuten regenerativ laufen
- 10 Minuten Stretching
- 40 Minuten Gym – Oberkörper/ Rumpf/Bauch/Arme
- Nachmittags Spaßaktivität: Hiking, Inlineskating oder Reiten
- 20 Minuten Stretching
- Meerwasserbad

Puh. Sie werden sich vermutlich ziemlich marode fühlen. Mit den Kräften lässt auch die **MOTIVATION** langsam, aber sicher nach. Sie fühlen sich nicht so fit, wie Sie meinen, sich fühlen zu müssen. Aber glauben Sie mir: Der Trainingseffekt tritt zwar nicht sofort ein, aber bestimmt nach einer knappen Woche.

Jetzt ist mentale Stärke gefragt. Sie fühlen sich steif. Trotzdem: Überwinden Sie sich auch heute Morgen zum Laufen. Sie wissen ja: Nach den ersten Minuten läuft es dann auch leichter. Auf Ihrem Plan stehen 25–30 Minuten regeneratives Laufen, also extrem langsam, fast schon trotten. Nach dem Laufen ist die Muskulatur schön warm, gute Gelegenheit fürs **STRETCHING**.

Jaaa: Heute droht **ZUM LETZTEN MAL** das Gym. Das Programm im Fitness-Studio: Oberkörper/Rumpf/Bauch/Arme.

Für den Nachmittag können Sie wieder eine **SPASSAKTIVITÄT** wählen: Hiking, Inlineskating oder Reiten.

Hinterher wie gewohnt ausgiebiges Stretching.

Zur Regeneration ein warmes Bad. Übrigens: Ein Meerwasserbad (auch daheim in der Badewanne) ist wie ein **KURZURLAUB**. Dankbar nimmt die Haut Mineralsalze und Spurenelemente auf, wird da-

POWER-PLAN

durch straffer. Meersalz gibt es als Badezusatz, das hochkonzentrierte Salz des Toten Meeres können Sie in der Apotheke kaufen. Lernen Sie auch, Ihren **ATEM** als Vehikel für Entspannung zu nutzen. Setzen Sie sich ruhig hin. Zählen sie rückwärts. Fangen Sie bei 100 an. Zählen Sie im Stillen bis null. Und noch mal von 100 bis null. Bei jeder Zahl ausatmen. Planen Sie für diese spielerischen Atemübungen fünf Minuten ein.

13. TAG POWER-PLAN EASY

- 15 Minuten leichtes Joggen oder Walking am Strand / outdoor
- Das letzte Mal: 40 Minuten Gym für Oberkörper, Rumpf, Bauch und Arme
- Danach mind. 60–90 Minuten Spaßsport: Beachvolleyball, Mountainbiking, Tennis oder Wassersport wie Wasserski, Surfen, Segeln oder Tauchen
- Ab ins Meer für ein ausgiebiges Meerwasserbad; zu Hause: Meersalz als Badezusatz wirkt wie ein Kurzurlaub
- Nachmittagsschläfchen

POWER-PLAN

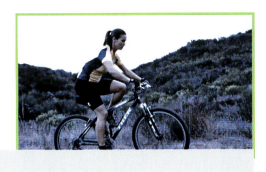

14. Tag | Geschafft!

DAS PENSUM HEUTE:

- Frühstück
- 50 Minuten Laufen
- Nachmittagsschläfchen
- 120 Minuten Mountainbiking
- 20 Minuten Stretching

GESCHAFFT! ES IST FAST GESCHAFFT. SICHER FÜHLEN AUCH SIE SICH GESCHAFFT. DARUM IST DER PLAN FÜR DEN LETZTEN TAG MODERAT.

Heute Morgen wiederum – nach einem leichten Frühstück – ein längerer, lockerer Lauf: 50 Minuten.

Nehmen Sie diesen letzten Tag ganz locker. Also nix gegen ein Nachmittagsschläfchen. Die letzte Radtour: Mit dem Mountainbike zwei Stunden durch flaches Gelände. Sie werden rund 20 Kilometer schaffen, mehr ist auch gar nicht nötig. Genießen Sie das NATURERLEBNIS.

Hinterher rund 20 Minuten Stretching. Sie wissen ja: von wegen steife Glieder und so.

Gönnen Sie sich heute Abend ein FESTDINNER (mit Dessert). Sie haben es sich verdient.

Sie werden sich am Ende Ihres privaten Trainingslagers müde fühlen, aber gleichzeitig auch stolz und so richtig zufrieden. Die Ernte Ihrer Bemühungen werden Sie – wie gesagt – nicht sofort einfahren, aber bestimmt in 4 bis 5 Tagen. Sie werden sich dann klasse fühlen: unerhört beweglich, unglaublich energiegeladen. Sie brauchen weniger Schlaf und fühlen sich morgens topfit.

Ob Sie viel GEWICHT VERLOREN haben? Auf der Waage wird sich das viele Training der letzten Tage nicht sofort beeindruckend niederschlagen. Allerdings: Sie

POWER-PLAN

haben jetzt Ihren kompletten **STOFF-WECHSEL** rasant angeschoben, der Grundumsatz des Kalorienverbrauchs ist deutlich erhöht worden – und dieser Effekt bleibt. Ihr Körper wird also künftig mehr Kalorien verbrennen. Wenn Sie essen wie immer, werden Sie mittelfristig garantiert schlanker.

14. TAG POWER-PLAN EASY

- Nach dem Frühstück ein kleiner »Duathlon« zum Abschluss Ihrer beiden Sportwochen: 5 – 7,5 km oder 45 Minuten Laufen, outdoor oder auf dem Laufband
- Direkt danach 15 – 25 km Mountainbiking oder Fahrradergometer
- Danach 2 Saunagänge; alternativ: Besuchen Sie einen Yogakurs

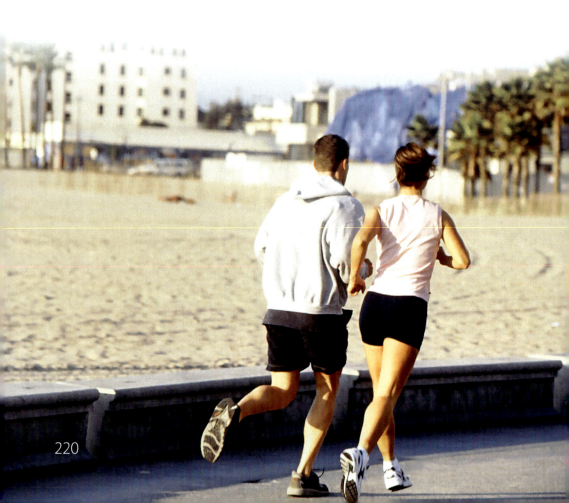

Nickerchen

Schlafen ist sooo wichtig, ich meine, gut schlafen. Auf unseren Tourneen ist Schlafen ein besonders beliebtes Thema. Da stehen manchmal vielgereiste Profis zusammen und diskutieren ernsthaft über die Qualität von internationalen Hotels unter besonderer Berücksichtigung der Betten bzw. der Güte der Matratzen und Zudecken. Allzu oft bieten selbst renommierte Häuser leider bloß dünne Pferdedecken an. Wie schön, unter ein kuscheliges Federbettdeck zu kriechen. Außerdem liebe ich eher harte Matratzen, denn da finde ich am besten meine sieben bis neun Stunden Schlaf, die ich brauche. In meinem Zimmer muss sich das Fenster öffnen lassen – ich liebe es nachts kühl. So schläft es sich einfach besser. Schlafen ist sooo wichtig, also gut schlafen und erholt aufwachen. Ich kann dann sogar Probleme wegschlafen. Am nächsten Morgen sehe ich alles entspannter. Motto: Neuer Tag, neues Spiel. Wenn es passt, ziehe ich nachmittags gerne bequeme Klamotten an, ziehe mich für eine Runde auf die Couch zurück. Ich kann bestätigen, was Schlafforscher sagen: Ja, ein Nickerchen steigert die Leistungsfähigkeit enorm. Etwa sieben Stunden nach dem Aufstehen erleben wir ein deutliches Leistungstief. Wer sich dann eine Siesta gönnen kann, erwacht in der Regel frisch und ausgeruht. Ein Nickerchen (15 bis 25 Minuten) wirkt besser als der stärkste Kaffee und ist so erholsam wie zwei ganze Stunden Schlaf in der Nacht. Ein Tipp für Büromenschen, die Lust auf ein Nickerchen haben: Warum machen Sie es nicht wie Salvator Dali? Der Künstler pflegte sich mittags in seinem Sessel zu fläzen – mit einem Löffel in der Hand. Wenn der Löffel zu Boden schepperte, wachte das Genie auf – und war wieder voller Tatendrang und Schöpferkraft.

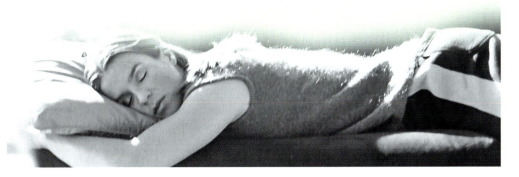

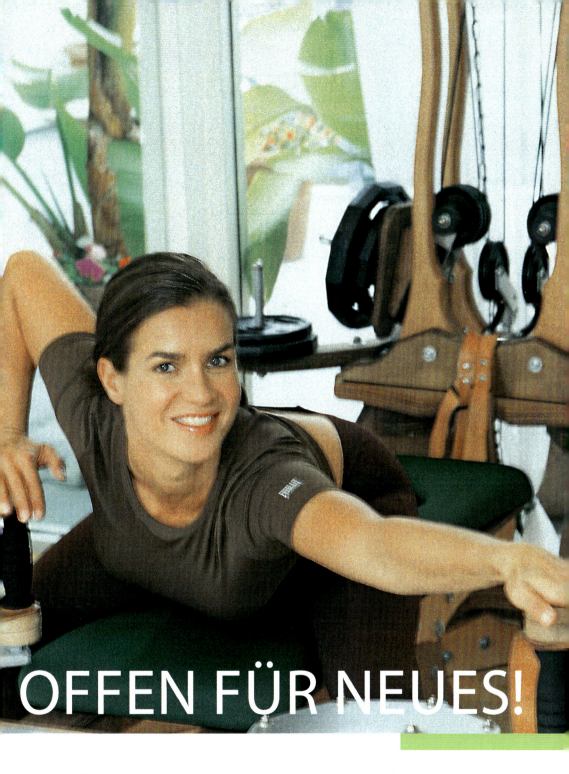

OFFEN FÜR NEUES!

Moderne Trainingsmethoden

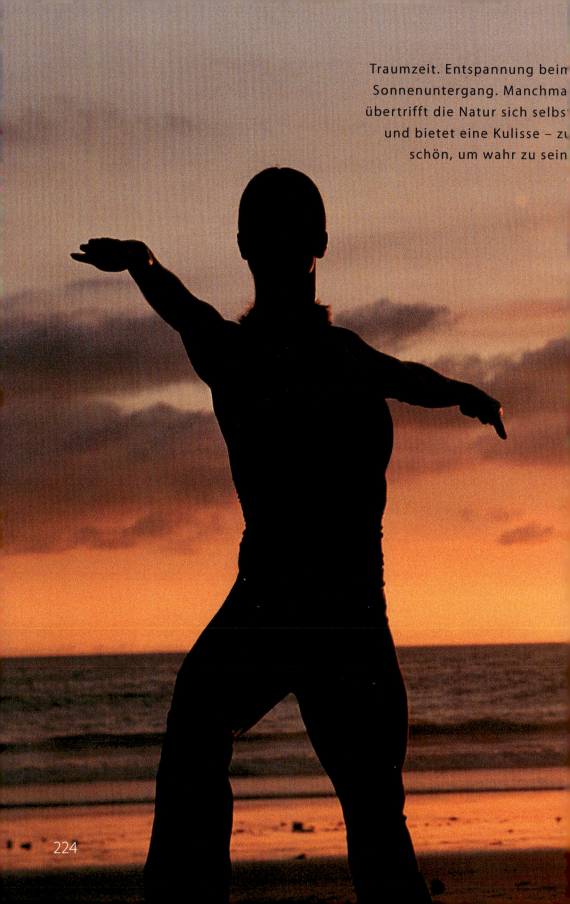

Traumzeit. Entspannung beim Sonnenuntergang. Manchmal übertrifft die Natur sich selbst und bietet eine Kulisse – zu schön, um wahr zu sein.

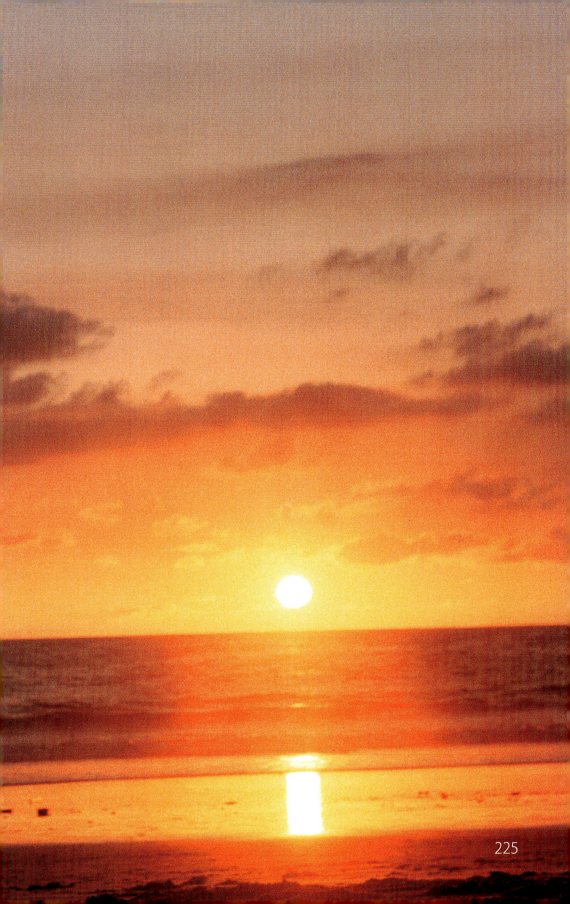

OFFEN FÜR NEUES!

YOGA, OH JE. Wenn sie Yoga hören, winken sicher viele ab. Yoga ist oft noch negativ besetzt. Viele denken dabei vielleicht an fremde, sonderbare Omm-Omm-Rituale. Oder an eine superschwere, akrobatische Höchstleistung, die noch dazu verletzungsträchtig ist. Oder an eine großartige Gelegenheit, sich zu blamieren. Lotussitz – wer kann das schon? So ähnlich dachte ich auch. Deswegen hatte ich mit Yoga nie etwas im Sinn. Was, wenn ich dafür zu steif bin? Was wenn ich jammern würde, weil extreme Verrenkungen vielleicht doch weh tun? Was würden da die anderen über mich, die Leistungssportlerin, denken? Und sicher wäre es mir peinlich, nicht perfekt zu sein.

Allerdings: Beim Yoga geht es gar nicht um Perfektionismus, so viel habe ich inzwischen gelernt. Es geht nur darum, wie man sich fühlt. Mein Sinneswandel kam in Sun Valley, einem wunderbaren Ort in den Bergen von Idaho. In der sonnigen Höhe trainierte ich vier Wochen lang hart, um fit zu werden für meine lange Wintersaison, mit Tourneen, Profiwettkämpfen und TV-Projekten in Amerika. Eines Abends saßen wir mit Muriel Hemingway zusammen, die in Sun Valley ein Yoga-Studio betreibt. Wir aßen, wir redeten, wir lachten – ein fröhlicher Abend. Schließlich lud mich Muriel für den nächsten Morgen ein, in ihre Yoga-Anfängerklasse. Ich dachte mir nichts weiter, spontan sagte ich zu. Puh. Mhm. Am nächsten Morgen war ich sauer – über mich und meine vorlaute, vorschnelle Yoga-Verabredung. Einfach absagen? Blöd. Oder doch einfach hingehen und mal ausprobieren? Ich kämpfte mit mir. Okay, warum eigentlich nicht.

Genau. Warum immer diese Vorbehalte oder gar Vorurteile gegenüber Neuem, Unbekanntem? Warum ganz häufig diese innere Abwehr, wenn sich an unserem Verhalten etwas ändern sollte? Warum sich nicht einfach darauf einlassen?

Nicht nur in diesem speziellen Fall, fast immer habe ich – übrigens nicht nur im Sport, sondern in fast allen Lebensbereichen – folgende Erfahrung gemacht: Neues bereichert das Leben. Erst kostet es Überwindung, dann macht es Spaß und ich bin heilfroh über diese neuen Eindrücke. Also: Just do it! Einfach tun, einfach ausprobieren! Einfach offen sein, auch wenn es noch so viel Überwindung kostet. Warum also machen wir uns nicht selbst ein Bild? Dann werden wir ja sehen, ob es passt – ob die neue Erfahrung eine gute Erfahrung ist. Zum Beispiel Yoga.

OFFEN FÜR NEUES!

WARUM YOGA?
Abenteuer für Körper und Seele

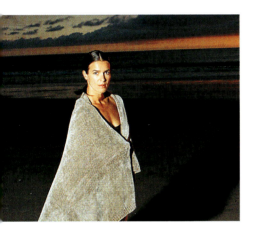
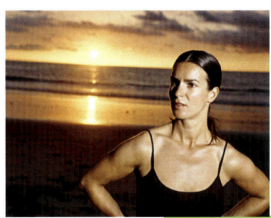

A. G. MOHANN, ein indischer Yogatherapeut, hat anschaulich erklärt, warum Yoga gerade jetzt die westlichen Bedürfnisse nach Entspannung, Balance und Vitalisierung besonders anspricht und eine aktuelle Antwort auf die ständig steigenden körperlichen und psychischen Erfordernisse sein kann: »Wir alle haben schon Zeiten erlebt, wo es uns vorkam, als ob alles sich auflösen und zu Bruch gehen würde, und wir fanden kein Mittel, die Dinge zusammenzuhalten. Doch oft sind es weniger die Ereignisse selbst, die eine Situation so zersplittert und chaotisch erscheinen lassen, als vielmehr unser Geisteszustand. Andererseits gibt es Zeiten, in denen wir eine Integration unserer Gedanken und Gefühle erleben. Dann nehmen wir die Dinge klar wahr, haben das Gefühl, alles ordne sich, und wir fühlen uns voller Liebe für alles um uns herum, kurz, wir fühlen uns frei. *(Fortsetzung S. 232)*

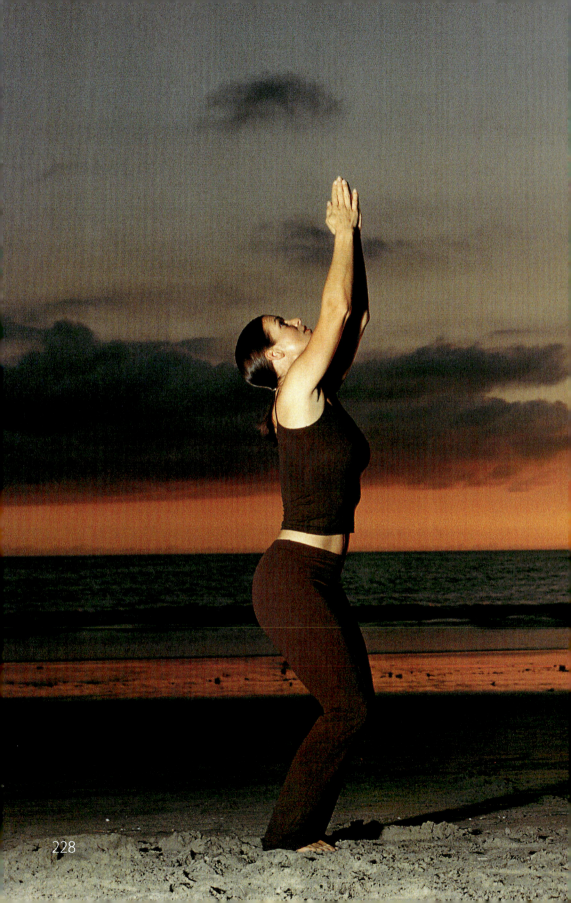

Sun Salutation

- **WIE GEHT'S?** Beim Einatmen die Arme seitlich ausstrecken und nach oben führen, bis sich die Handflächen berühren. Der Kopf liegt sanft im Nacken, der Blick geht nach oben. Die Oberschenkel sind angespannt, die Kniescheiben leicht hochgezogen. Halten Sie den Rücken gerade, spüren Sie die Streckung.
- **WOFÜR IST ES GUT?** Erzeugt innere Wärme.
- **WIE LANGE?** 60 bis 90 Sekunden, 3- bis 5-mal wiederholen.

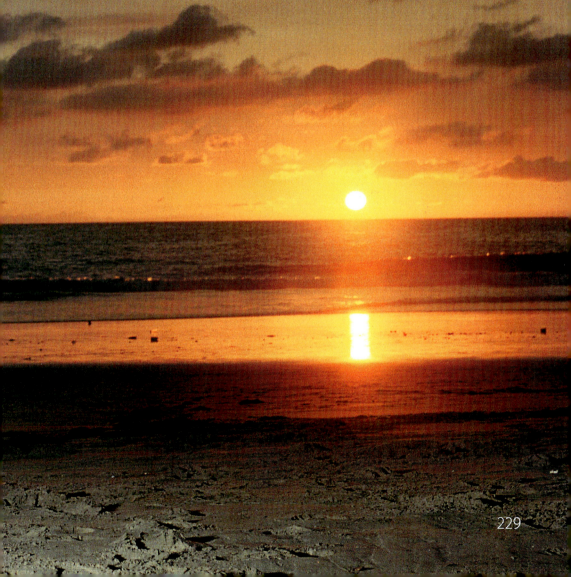

OFFEN FÜR NEUES!

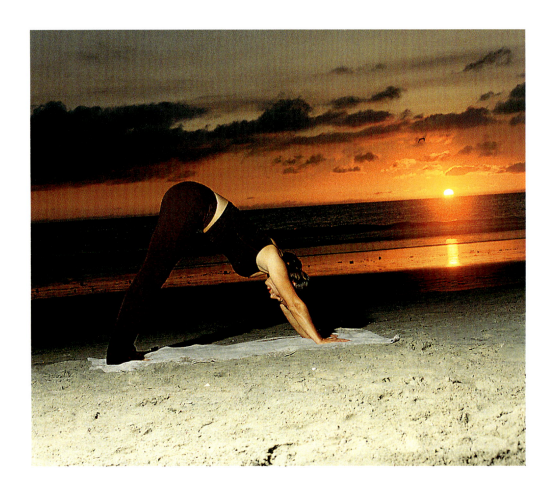

Download Facing Dog

■ **WIE GEHT'S?** Ausatmen, Fußspitzen nach vorne ziehen. Aufrichten. Die Füße stehen parallel zueinander. Handflächen gerade auf den Boden. Finger spreizen. Kopf entspannt hängen lassen. Fünfmal aus- und einatmen.

OFFEN FÜR NEUES!

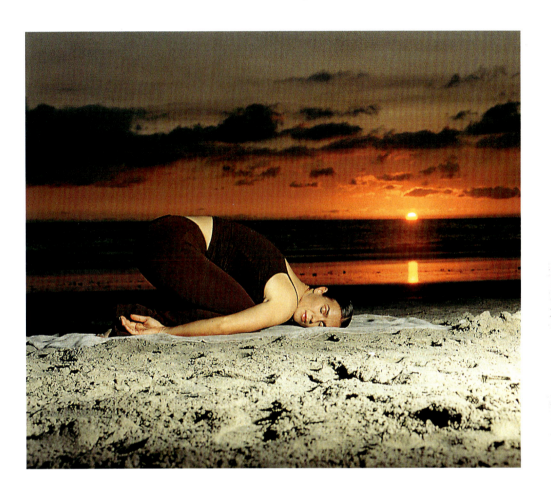

Child's Pose

■ **WIE GEHT'S?** Atmen Sie aus und beugen Sie sich langsam nach vorne, der Po bleibt nach Möglichkeit auf den Fersen. Legen Sie den Kopf auf den Boden. Strecken Sie die Arme weit nach vorn und entspannen Sie die Schultern beim Ausatmen.

OFFEN FÜR NEUES!

Wir wünschen uns alle, solche Lebensperioden immer wieder zu erfahren. Wir hoffen sogar, unser Leben so gestalten zu können, dass sie immer währen und wir nicht das Opfer unserer Wünsche und Sorgen, unseres Ärgers, unserer Gier, Enttäuschung und Verzweiflung sind. Der Weg dorthin ist ein Prozess der Selbstintegration, bei dem sich der Geist zentriert und die Seele sich von einer bedürftigen in eine zufriedene, von einer genusssüchtigen in eine erfüllte verwandelt. Dieser Prozess wird Yoga genannt.«

Yoga ist eine spannende Erfahrung. Weil es wirklich Entspannung pur bescheren kann. Weil Yoga als komplettes Körpertraining taugt.

- Yoga steigert Ausdauer, Stärke und Flexibilität.
- Yoga bringt Körper, Geist und Seele in Balance.
- Yoga löst Blockaden, die Konzentrationsfähigkeit steigt, die Muskulatur wird gefestigt.
- Yoga versorgt Gehirn, Organe und Zellen zusätzlich mit Sauerstoff.
- Yoga macht elastischer, belastbarer, attraktiver.

YOGA & CO. AM BESTEN IMMER MIT EINEM LEHRER BEGINNEN.

YOGA, die Schule der geistigen Konzentration, ist über 4000 Jahre alt. Das Wort entstammt dem Sanskrit, der indischen Gelehrtensprache, und wird mit Joch übersetzt. Man möge sich den strengen Regeln der Körperbeherrschung unterwerfen. Yoga bedeutet: Beherrschung und Kontrolle aller Lebensimpulse. Unsere westliche Form des Yoga beschränkt sich meist nur auf die ersten Stufen des Yoga-Weges: körperliche Übungen, Atemkontrolle, Entspannung. Die alte Kunst ist aktueller denn je. Wie Pilze schießen allerorten Yoga-Studios aus dem Boden. In diesen hektischen Zeiten erhoffen sich immer mehr Menschen durch Yoga einen klaren Kopf, innere Stärke und neue Energie. Doch Vorsicht: Wer Yoga lernen will, sollte wissen, dass das traditionellste aller Body-Workouts auch Geduld und Respekt erfordert.

HATHA-YOGA wird weltweit am meisten praktiziert, seit der britische Violinvirtuose Sir Yehudi Menuhin in den 60er Jahren diese Yoga-Schule des Lehrers B. K. S. Iyengar populär gemacht hat. Hatha-Yoga heißt »Vereinigung von Sonne (ha) und Mond (tha)«. Die Sonne symbolisiert die männliche, bewusste Seite der menschlichen Natur, der Mond die weibliche, unbewusste und körperliche Seite.

»Man lernt im Laufe unzähliger Yoga-Stunden einen liebevolleren, verantwortungsbewussteren Umgang mit sich selbst – und anderen«, schwärmte mein Münchner Arzt

OFFEN FÜR NEUES!

Dr. Hans-Wilhelm Müller-Wohlfahrt, der jahrelang begeisterter Yoga-Schüler war. Der Doc: »Wer ernsthaft Yoga betreibt, bekommt eine verfeinerte Wahrnehmung dafür, was ihm schadet und was ihm gut tut.« Ein neuerer Trend, Power-Yoga, entwickelte sich Anfang der 90er Jahre in Amerika und ist eine verkürzte Form des klassischen Asthanga-Yoga, die den individuellen Bedürfnissen angepasst wird. Man folgt einer festgelegten Reihe von Übungssequenzen, verharrt aber nicht mehr lange in einer Position. Power-Yoga ist ein fließender Stil – man kommt dabei richtig ins Schwitzen. Wer Yoga lernen will, sollte sich auf jeden Fall einem Lehrer anvertrauen, aus Lehrbüchern oder Videos allein lässt sich Yoga kaum lernen. Warum also zum Beispiel nicht ein Yoga-Kurs bei der Volkshochschule (Kosten: 30 bis 40 Euro)? Auch später empfiehlt es sich, weiterhin mit einem Lehrer zu üben. Der Preis bei Gruppenunterricht: etwa 90 Euro im Monat; Privatlehrer kosten um die 60 Euro pro Stunde.

GYROTONIC
Was bringt dieses spezielle Körpertraining?

GYROTONIC, der Erfinder Juliu Horvath und seine handgefertigte, hölzerne Maschine, die auf den ersten Blick wie eine Folter-Streckbank aussieht – das alles hat ursprünglich auch mit Yoga zu tun. Juliu Horvath ist ein umtriebiger Typ. In Ungarn geboren, in Rumänien aufgewachsen, als Tänzer an der Staatsoper engagiert, setzt er sich 1970 erst nach Italien, dann nach Amerika ab. Schlägt sich mit Jobs durch, wird im Central Park für die New York City Opera entdeckt. Muss seine Karriere abrupt aufgeben – weil eine Achillessehne reißt. Zieht nach St. Thomas (Virgin Islands), lernt intensiv Yoga, entwickelt ein Körpertraining, das er zunächst »Yoga für Tänzer« nennt, verfeinert sein System mehr und mehr – und so entsteht schließlich »Gyrotonic«. Juliu hat immer von einer speziellen Maschine geträumt, die Tänzer beim Training bestimmter Bewegungsabläufe unterstützen soll – schwere Pirouetten sollen zum Beispiel leichter fallen. Seine ganze Phantasie steckt er in die Entwicklung dieses Gerätes. Bei der Konstruktion hilft seine umfassende sportliche Erfahrung. Durch Gymnastik und

OFFEN FÜR NEUES!

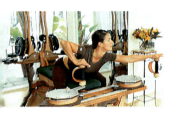

Die hölzerne Gyrotonic-Maschine wirkt auf den ersten Blick wie eine Folter-Streckbank. Doch das Gerät macht feinabgestimmtes Training möglich.

Ballett, als Schwimmer und Tänzer hatte er komplexe Kenntnisse über die Feinabstimmung der Körpermuskulatur sammeln können.

DAS BESONDERE seiner Gyrotonic-Maschine, die gewissermaßen um den menschlichen Körper herum konstruiert ist: Sie bietet maximale Bewegungsfreiheit. Mit exakter Ausführung und konzentrierter Anstrengung kann man innerhalb einer Übung gleichzeitig Stärke aufbauen und Stretching machen, und dabei auch noch Flexibilität und Koordination trainieren. Anders als bei herkömmlichen Kraftmaschinen, an denen man nur zweidimensional trainieren, also zum Beispiel nur ziehen und wieder loslassen kann, sind an der Gyro-Maschine nämlich dreidimensionale Bewegungen möglich. Man kann sich also – während man zieht oder loslässt – auch noch gezielt um seine eigene Achse drehen.

- Weil Gyrotonic so komplex ist, steigt die eigene Körperwahrnehmung sehr stark.
- Weil bei Gyrotonic oft extreme Dreh- oder Streckbewegungen gemacht werden, lernt man zwangsläufig bewusster zu atmen.
- Weil Gyrotonic die Beweglichkeit der Wirbelsäule außergewöhnlich verbessert, fühlt man sich bald wunderbar leicht – und größer.

Heute stehen Horvaths Maschinen weltweit in Fitness- und Sportstudios; sie werden von professionellen Tänzern und in der Krankengymnastik und Rehabilitation geschätzt.

OFFEN FÜR NEUES!

PILATES
Warum ist dieses Trendtraining so effektiv?

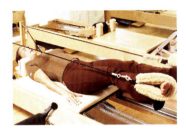  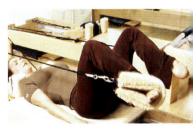

JOSEPH PILATES war wirklich aufgeschlossen für Neues. Zeitlebens. Er hielt sich stets an das Zitat von Friedrich Schiller: »Es ist der Geist, der den Körper baut.« Vor fast hundert Jahren entwickelte er eine Technik, die sich jetzt im großen Stil als Trendtraining und effektiver Workout weltweit durchsetzt: Pilates. Dieser Mann war seiner Zeit voraus, ein wahrer Pionier. Er ließ sich von Yoga inspirieren, vom Tanz, sogar von den geschmeidigen Bewegungen der Tiere. Aus alldem entwickelte er revolutionäre Vorstellungen über Gesundheit und Fitness – seine Methode. Sie beruht auf sechs Grundlagen: bewusstes Atmen, Konzentration, Kontrolle, Zentrierung, Bewegungsfluss und Genauigkeit. Joseph Pilates wurde 1880 in der Nähe von Düsseldorf geboren, ein schwächliches Kind. Weil er stark werden wollte, trainierte er unermüdlich. Mit 14 Jahren stand er immerhin für Anatomie-Zeichnungen Modell. 1912 ging er nach England, wurde Boxer und unterrichtete Kriminalbeamte von Scotland Yard in der Kunst der Selbstverteidigung. Dann brach der Erste Weltkrieg aus und der Deutsche Pilates wurde von den Briten interniert. Die Zwangspause nutzte er sinnvoll: Pilates beschäftigte sich intensiv mit dem Körper. Als Krankenpfleger experimentierte er mit den Federrahmen der Krankenbetten und ermunterte bettlägrige Patienten während der Genesung, ihre Muskeln zu kräftigen. Mit sichtbarem Erfolg.

> DAS PILATES-GERÄT IST EINE UNIVERSELLE TRAININGSSTATION IN RUHIGER STUDIOATMOSPHÄRE. FÜR DIE ERSTEN LERNSCHRITTE UNBEDINGT EINEN QUALIFIZIERTEN LEHRER BUCHEN.

OFFEN FÜR NEUES!

Sein erstes Studio hat Pilates 1923 in New York eröffnet. Es wurde schnell bekannt und beliebt, vor allem bei den strapazierten und verletzungsanfälligen Tänzern. Eine, die von Anfang an auf Pilates' Methode schwor, war Martha Graham, Choreografin, Tanzlehrerin und Wegbereiterin für den »Modernen Tanz«. Pilates baute eine Maschine, die er Universal Reformer nannte und die bis heute in den Pilates-Studios die Hauptrolle spielt. Die zentrale Idee: eine verschiebbare, waagerechte Unterlage mit bis zu fünf Federn, die beim Training Widerstand bieten.

- Durch Pilates werden vor allem die schwächeren, vernachlässigten Muskeln gestärkt, die größeren Muskelgruppen werden gleichzeitig auch kräftiger.
- Durch Pilates wird der Körper insgesamt harmonischer, geschmeidiger und elastischer, man fühlt sich subjektiv straffer, besser – und wird es objektiv auch.
- Durch sehr spezielle Übungen können Sie Ihren Körper besser kennen lernen, beweglicher werden, die Körperhaltung verbessern.
- Durch Pilates können Sie ein neues Körperbewusstsein, natürliche Eleganz und mehr Anmut gewinnen.

PILATES IST NICHT SPEKTAKULÄR. Die Übungen sind einfach, manchmal minimalst, müssen aber exakt ausgeführt werden. Ein Lehrer ist auch hier sehr empfehlenswert. Die Pilates-Technik beginnt mit der richtigen Haltung und Atmung. Sie hat sich weltweit durchgesetzt. Warum? Vielleicht, weil man nicht herumtanzen, sich verausgaben oder endlose Wiederholungen absolvieren muss. Man bewegt seine Muskeln sehr genau und sehr gezielt. Manche sind schwach, weil sie wenig beansprucht waren und werden, man muss gewisse, vergessene Muskeln erst einmal erspüren. Immer ist Konzentration und Selbstkontrolle erforderlich. Man muss sich sammeln. Deshalb vergleichen manche Pilates auch mit einer Denkübung.

Die 10 wichtigsten Regeln für Pilates & Co.

- **BEGINNEN** Sie immer mit Aufwärmen.

- **NEHMEN** Sie sich Zeit. Je langsamer Sie die Übungen machen, desto besser.

- **BLEIBEN** Sie in Ihrem Atemrhythmus.

- **KONZENTRIEREN** Sie sich besonders auf das Ausatmen.

- **DENKEN** Sie an die magische Formel: Atmen Sie ein und ziehen Sie beim Ausatmen den Bauchnabel zur Wirbelsäule.

- **ACHTEN** Sie auf Ihre Körperhaltung. Konzentrieren Sie sich auf das, was der Körper gerade tut.

- **BAUEN** Sie die Kraft im Bauch langsam auf. Wenn Ihre Bauchmuskeln sich während einer Übung hervorwölben, hören Sie auf!

- **BEI DEN** Pilates-Übungen kommt es auf die Qualität an, nicht auf die Quantität.

- **MACHEN** Sie die Pilates-Übungen regelmäßig, am besten jeden zweiten Tag.

- **GEBEN** Sie nicht auf – Ihre Körperhaltung wird sich verbessern, wenn Sie durchhalten.

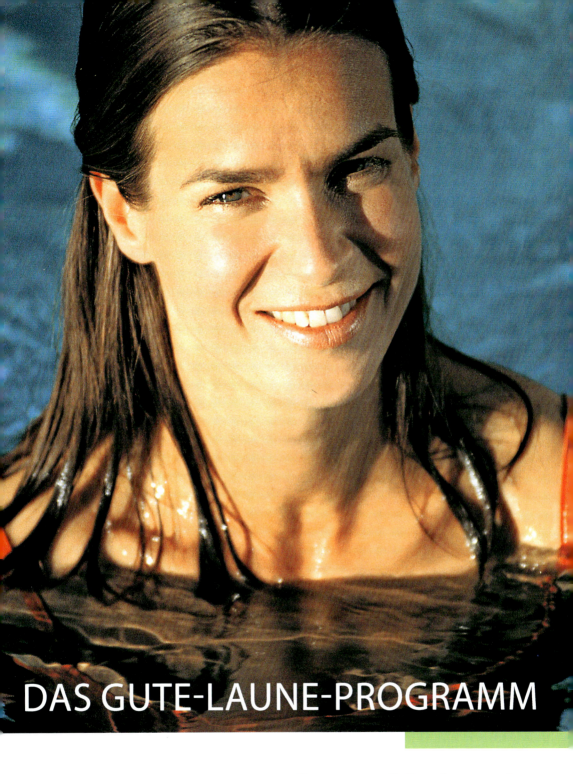

DAS GUTE-LAUNE-PROGRAMM

Wie Sie immer wieder und jederzeit auf Erfolgskurs kommen

DAS GUTE-LAUNE-PROGRAMM

GEWINNEN SIE DEM LEBEN DIE SCHÖNSTEN SEITEN AB

Alles ist Einstellungssache

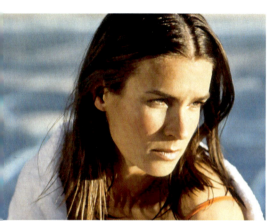
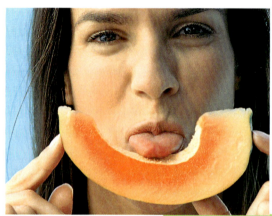

NEULICH habe ich einen klugen Satz gelesen: Die Freude am Leben hört nicht auf, wenn man alt ist. Vielmehr ist man alt, wenn die Freude am Leben aufhört. Lebensfreude. Genießen können. Gut drauf sein. Zufrieden sein. Offen sein für neue Eindrücke. Lust auf Begegnungen haben. Dem Leben die schönen Seiten abgewinnen. Einfach Spaß am Leben haben – das alles hängt eng zusammen. Spaß – das ist das Schlüsselwort. Wenn etwas Spaß macht, sind wir innerlich motiviert. Wenn wir Spaß haben, begeistert sind von dem, was wir tun, müssen wir nicht ständig gegen innere Widerstände ankämpfen. Die Arbeit erledigt sich wie von selbst. Auch Schwieriges flutscht fast ohne Anstrengung. Die Zeit scheint wie im Fluge zu vergehen. Wir nützen unwillkürlich sämtliche Energien, die in uns sind. Durch den Faktor Spaß hebeln wir innere Handlungsblockaden aus, es ist daher nicht (oder nur selten) nötig, große Anstrengung und Willensstärke einzusetzen. Deshalb ist die Wahrscheinlichkeit des Gelingens sehr hoch. Vieles im Leben, fast alles, fällt einfach leichter, wenn wir gut drauf

DAS GUTE-LAUNE-PROGRAMM

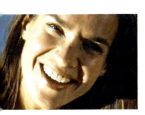

Humor als Lebenselexier: Kinder lachen jeden Tag rund 500-mal, Erwachsene bloß lächerliche 29-mal. Wäre doch gelacht, wenn es für Sie nichts zu lachen gäbe.

sind. Aber wie ist das zu schaffen? Stimmt, jedes Gefühl hat seinen Grund. Also muss man auch mal schlechte Stimmung akzeptieren – und annehmen. Aber jeder möchte ungute Gefühle auch wieder loswerden. Wie kann ich Tiefs überwinden und mich selbst wieder hochbringen?

SEHEN SIE das Leben als Spiel. Leben Sie spielerischer. Und denken Sie auch immer wieder daran: Das Leben findet täglich statt. Wenn wir das Leben als Spiel betrachten, könnten wir die Dinge um uns herum auch nur als »Spielsachen« sehen, die dafür da sind, damit das Spiel Spaß macht: Partner, Auto, Geld, Grundbesitz. Nichts gehört uns wirklich. Morgen könnte alles weg sein. Alles nur auf Zeit geliehen, glauben philosophisch Denkende. Wenn das so ist, können wir auch nichts verlieren, uns aber sehr wohl an den Dingen erfreuen. Überlegen Sie mal: Wann sind Sie besonders gut im Spiel? Stimmt, Spitzenleistungen lassen sich vor allem in einem Zustand von Freude, Begeisterung und Hingabe erzielen. Menschen, die aus Angst oder unter Druck handeln, bringen maximal 60 Prozent Ihrer Möglichkeiten. Bringen Sie also mehr Spaß ins Spiel Ihres Lebens. Wenn Sie das Leben als Spiel anerkennen können, ändert sich auch die Perspektive für Probleme. Sie werden sich weniger aufregen. Denn Probleme sind die Würze fürs Spiel, machen es reizvoller.

CARPE DIEM. Nutze den Tag. Leben Sie den Augenblick. Denken Sie daran: Lebensglück ist kein Endergebnis, sondern momentane Freude, der Spaß an dem, was Sie gerade tun. Klar, fürs Glück spielen Vergangenheit und Zukunft eine Rolle. Aber nur eine Nebenrolle. Die Hauptsache ist die Gegenwart. Stecken Sie Ihre Energie also ins Hier und Jetzt. Betrachten Sie das, was Sie tun, als Spiel, als spannendes Spiel.

ALLES EINSTELLUNGSSACHE. Wir sind, was wir denken. Unsere Gedanken sind auch eine Form von Energie. Energie lässt sich umwandeln. Also können Sie auch Gedanken umwandeln: Negative Gedanken lassen sich in konstruktive Gedanken verändern. Richten Sie Ihre Aufmerksamkeit

(Fortsetzung S. 245)

DAS GUTE-LAUNE-PROGRAMM

10 WIRKUNGSVOLLE WOHLFÜHL-TIPPS

- **GELASSENHEIT.** Respektieren Sie die Tatsache, dass nicht jeder Tag glanzvoll sein kann. Hochs und Tiefs sind ein natürlicher Teil des Lebens – so ist das Leben. Versuchen Sie, Sie selbst zu sein. Stehen Sie zu sich. Tun Sie, was Sie für richtig halten. Relativieren Sie Kritik. Machen Sie sich klar: Irgendeiner wird sowieso immer etwas zu meckern haben, egal, was Sie tun und wie Sie etwas tun.

- **BEFREIEN** Sie sich aus der Perfektionismus-Falle. Lassen Sie Fehler zu. Verzeihen Sie sich mal einen Fehler. Sie wissen doch: Fehler sind ganz normal. Fehler sind menschlich. Wenn Sie aus Fehlern lernen, können Fehler hilfreiche Wegweiser sein, besser zu werden.

- **HAKEN** Sie eine scheinbar ärgerliche Sache ab – so schnell es geht. Manches ist eben, wie es ist. Punkt. Knicken Sie Sorgen. Wussten Sie, dass nachweislich 90 Prozent aller Sorgen, die wir uns machen, sinnlos sind, überflüssig? Das Horror-Szenario wird niemals eintreten.

- **UMGEBEN** Sie sich mit freundlichen, positiv gepolten Menschen. Meiden Sie, wenn es geht, Miesepeter und Negativlinge. Orientieren Sie sich lieber an optimistischen Menschen.

- **KONZENTRIEREN** Sie sich, wenn mal etwas schief gelaufen ist, auf das, was Sie gerade tun. Vergessen Sie Selbstvorwürfe, die ziehen nur herunter. Überlegen Sie lieber, was Sie praktisch tun können, um Ihre Situation zu verbessern. Und machen Sie sofort einen ersten Schritt.

DAS GUTE-LAUNE-PROGRAMM

- **MACHEN** Sie eine Liste Ihrer Gute-Laune-Bringer und hängen Sie diese zentral auf. Zum Beispiel wieder einmal auf ein Abenteuer einlassen, offen über Gefühle sprechen, gute Freunde zum Essen und Feiern versammeln, die kleine süße Nichte mal wieder sehen. Setzen Sie um, was geht.

- **GEHEN** Sie mal wieder ohne schlechtes Gewissen Ihrer Lieblingsbeschäftigung nach. Auch wenn der Stress derzeit sehr hoch ist. Dies können die Shopping-Tour, ein Seufz-Schneuz-Kinofilm oder ein schönes Buch sein. Dies ist nämlich keine Flucht, sondern Aufbauhilfe für die nächste Aufgabe.

- **LASSEN** Sie mehr Licht in Ihr Leben. Gehen Sie jeden Tag wenigstens eine halbe Stunde an die frische Luft. Das UV-Licht aktiviert über die Netzhaut die Ausschüttung stimmungshebender Hormone wie Dopamin und Serotonin.

- **BRINGEN** Sie mehr Farbe in Ihr Leben. Farben haben einen tiefgehenden Einfluss auf Körper und Seele, unser Fühlen und Denken. Blau wirkt beruhigend. Grün fördert die Harmonie und Kreativität. Gelb wirkt stimmungsaufhellend, regt an. Orange wirkt belebend, warm und behaglich. Rot mobilisiert. Weißes Licht stimuliert die Zirbeldrüse, sie produziert dann an dunklen Tagen mehr Melatonin (gegen die Winterdepression).

- **NEHMEN** Sie ein Duftbad, Kerze an, den Alltagsmist wegspülen. Lavendel, Ylang-Ylang oder Zitrusfrüchte wie Limone oder Orange stimulieren über die Nase die Stimmungszentren im Gehirn. Meeresalgen oder Sprudeltabletten mit Meersalz bescheren Urlaubsfeeling.

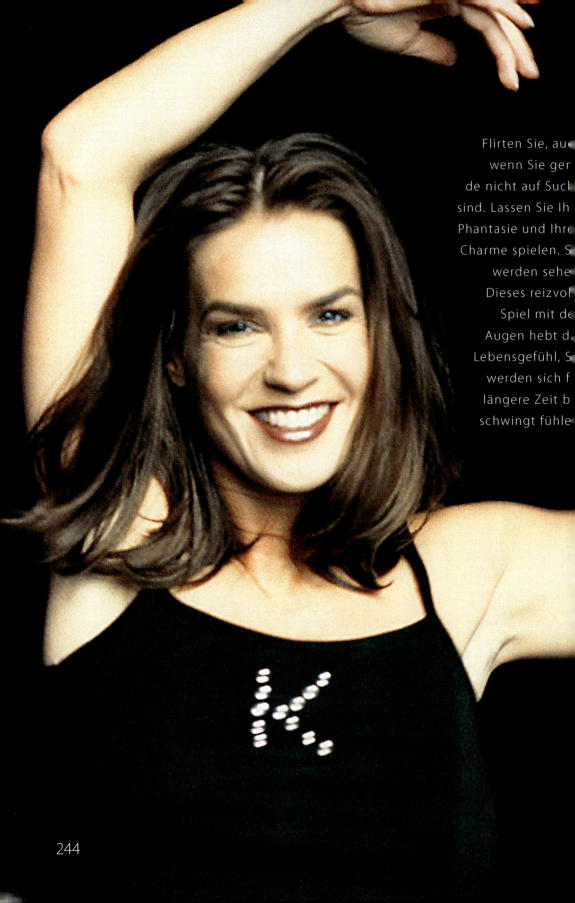

Flirten Sie, au
wenn Sie ger
de nicht auf Such
sind. Lassen Sie Ih
Phantasie und Ihre
Charme spielen. S
werden sehe
Dieses reizvol
Spiel mit de
Augen hebt d
Lebensgefühl, S
werden sich f
längere Zeit b
schwingt fühle

DAS GUTE-LAUNE-PROGRAMM

mehr auf die positiven Seiten des Lebens. Sondern Sie schlechte Nachrichten, an denen Sie ohnehin nichts ändern können, möglichst aus. Belasten Sie sich nicht mit Problemen, die nicht wirklich Ihre Probleme sind und zu deren Lösung Sie nichts beitragen können. Wenn ich einen größeren Durchhänger habe, geh ich in mich. Ziehe mich erst mal zurück, lese etwas Aufbauendes. Gehe Einkaufen. Setze mich ins Café. Gehe Essen, lade Freunde ein, die Lust am Leben haben.

KOPF HOCH, BRUST RAUS! MIT HALTUNG FINDEN SIE AUCH SEELISCHEN HALT.

Wenn ich einen kleinen **DURCHHÄNGER** habe, nehme ich erst mal einen tiefen Zug Energie. Kennen Sie sicher auch, diese Empfehlung von Mama oder Oma: Erst mal tief durchatmen. Vor einer anstrengenden Aufgabe, mitten in einer verrückten Sache oder wenn etwas schlecht läuft und runterzieht. Erst mal tief durchatmen – so doof ist der Spruch gar nicht. Wenn Sie sich müde oder ausgepowert fühlen – gehen Sie an die frische Luft. Atmen Sie tief ein. Erzwingen Sie nichts. Entspannen Sie sich, Schultern lockern, Rücken gerade. Und nun auf die Atemluft konzentrieren, wie sie in den Körper strömt, in jede Zelle des Körpers. Halten Sie den Atem für Momente an, bevor Sie wieder tief ausatmen. Sie werden spüren, wie Sie innere Ruhe gewinnen – und neue Energie.

MIT MUSIK geht alles besser. Musik kann fröhlich oder traurig machen, Musik kann entspannen, beruhigen, besänftigen, aufputschen. Was Songtexter behaupten, ist mittlerweile von der Biochemie belegt: Musik hat unbestritten Wirkung auf uns. Zum Beispiel klassische Musik. Sie besteht aus positiven, harmonischen, Energie erzeugenden Schwingungen. »Diese Art von Musik wurde von hohen Seelen als Geschenk für die Menschen zu deren Aufladung komponiert«, schwärmt die Starnberger Psychologin Dr. Elfrida Müller-Kainz. Egal ob mit sanfter Klassik oder dem Groove von fetzigem Rock, mit dem richtigen Rhythmus können wir in uns zusätzliche Kräfte wecken, uns entspannen, motivieren, mobilisieren – je nachdem.

LÄCHELN SIE! Stellen Sie sich vor den Spiegel und lächeln Sie sich an – auch wenn es gerade keinen Grund gibt. Es ist experimentell erwiesen, dass die Veränderung der Gesichtsmuskulatur Auswirkungen auf die Blutzufuhr im Gehirn hat. Lächeln wirkt gewissermaßen wie eine Sauerstoffdusche – und die bringt uns in einen positiven emotionalen Zustand. Man kann diese Strategie des bewussten Lächelns durchaus belächeln – aber sie ist keineswegs so lächerlich. Im Gegenteil. Denn es funktioniert. Jeder kann vom Phä-

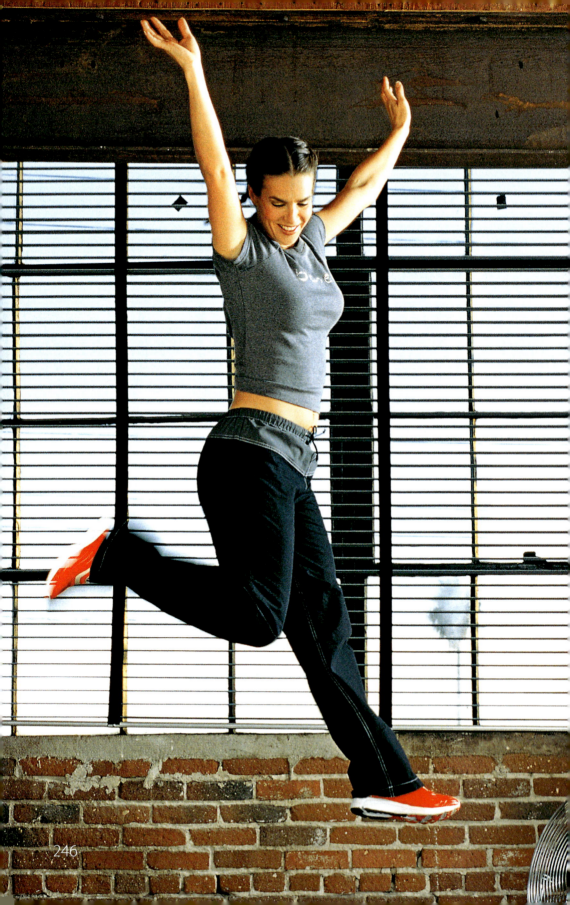

DAS GUTE-LAUNE-PROGRAMM

nomen des neurophysiologischen Zusammenspiels profitieren. Beim Lächeln nämlich und natürlich auch beim Lachen drückt von jeder Wange ein Muskel auf einen Nerv, der dem Gehirn ein Signal sendet. Prompt kommt die Produktion von Glückshormonen in Gang – genauer gesagt: eine ganze Reihe von Neurotransmittern und Substanzen aus der Endorphinfamilie. Unser Gehirn kann nämlich nicht unterscheiden, ob ein Lächeln aufgesetzt, eingebildet – oder echt und erlebt ist. Diese direkte und zentrale Verbindung zwischen Muskelaktivität und dem entsprechenden Hirnzentrum konnte der Emotionsforscher Paul Ekman nachweisen.

LACHEN SIE! Schon unsere Urväter wussten: »Die Ankunft eines guten Clowns ist für die Gesundheit einer ganzen Stadt wertvoller als dreißig mit Medikamenten beladene Esel«, diagnostizierte ein Dr. Thomas Sydenham im 17. Jahrhundert. Lachen ist gesund. Wirklich. Was der Volksmund weiß, belegen längst wissenschaftliche Studien. Wäre doch wirklich gelacht, wenn wir hier nicht jeden Tag was zum Lachen finden.

AUFBAUENDE Fragen, die man sich gar nicht oft genug stellen kann: Was macht mein Leben lebenswert? Was will ich in meinem Leben eigentlich erreichen und noch erleben? Was macht mir Spaß in meinem Leben? Wie kann ich das, was mir keinen Spaß macht, loswerden? Was ist die gute Seite an meinen Problemen? Wenn es mir schlecht geht, sage ich mir immer: Vielleicht ist es gut, wenn nicht alles immer so gut läuft. Wer weiß, wofür das gut ist!

ANHANG

SACHWORTREGISTER

A

Achselgucker 80
Adduktoren 166
Aerobic 39, 65, 66
Aggressionen 126
Altersbremse 23
Aminosäuren 68, 101, 107, 116, 117
Angst 26, 114, 126, 127, 134, 241
Anspannung 37, 124, 126, 127, 132, 192
Antioxidantien 107, 108
Apfelessig 107
Armstreckmuskulatur 77
Atemwege 135
Athletisch 56
Atmung 35, 37, 81, 93, 114, 131, 132, 134, 135, 136, 236
Ausdauer 143, 193, 203, 211
Ausdauertest 53
Ausdauertraining 64, 66, 69, 88
Auszeiten 124, 125

B

Badminton 186
Balance-Pads 184, 185
Ballaststoffe 100, 102
Ballett-Squats 90
Bauch 37, 69, 73, 79, 87
Bauchatmung 133, 134, 135, 136
Bauchmuskulatur 71, 75, 79, 87, 89, 95, 154
Beinmuskulatur 37, 151, 186
Beinpresse 151
Bestandsaufnahme 51
Beweglichkeit 17, 40, 53, 65, 78, 79, 234
Beweglichkeitstest 53
Bewegung 51, 55, 58, 65, 87
Bewegungsabläufe 33, 233

Bewegungsapparat 34
Bewegungsmangel 135
Biostoffe 109, 116
Blutdruck 19, 35, 37, 51, 66, 110
Body-Workout 143, 232
Bodystyling 143
Botenstoffe 101
Brustmuskulatur 75, 89, 91
Bruststraffer 75
Busen 186
Butterfly Reverse 150

C

Carnitin 106
Cat-Back 79
Child's Pose 137, 231
Cool-down 86, 155
Crashdiäten 105
Crosstrainer 146, 200, 209, 212
Crunches 154

D

Day-Spa 132, 159
Dehnen 161, 163, 179, 202
Delta-Stärker 76
Denkfähigkeit 37
Dosengerichte 103
Download Facing Dog 230
Duftbad 243

E

Eiweiß 100, 104, 106, 114, 116
Elektrolythaushalt 68
Energie 232, 241, 245
Energiefluss 135, 159, 160

ANHANG

Energiequelle 58, 134
Entspannung 27, 37, 55, 56, 124, 125, 126, 127, 232
Ernährung 56, 104, 211
Ernährungsgewohnheiten 51
Ess-Sünden 103

F

Fastfood 101, 102
Fatburner 105
Fett 44, 51, 64, 65, 69, 88
Fettverbrennung 105, 106, 112, 196
Fitness 17, 22, 235
Fitness-Studio 23, 37, 43, 72, 142, 159, 196, 215, 217
Fitnesszustand 51
Flyings 149
Freie Radikale 105, 107
Füße hochlegen 131, 203, 208

G

Gefühle 191, 227, 241
Gelenkverletzung 72
Gemüsetag 109
Gewohnheiten 59, 60, 100
Gewürze 108, 109
Glukogon 106
Glutaeus maximus 75
Gymnastikball 182
Gymnastikmatte 186
Gyrotonic 233, 234

H

Hamstrings 165
Hanteln 143
Hatha-Yoga 232
Herz-Kreislauf-Krankheiten 109
Herz-Kreislauf-System 17, 35, 37
Herzfrequenz 45, 46

Hiking 210, 217
Hippokrates 104
Holzhacken im Liegen 89, 94
Hüftbeuger 172

I

Immunsystem 37, 107, 110, 112, 114
Inlineskating 39, 213, 217

J

Jod 106
Jogging 55, 56, 179

K

Katzenbuckel 163
Kohlenhydrate 100, 102, 105, 194, 199
Kondition 179, 199
Koordinationstest 53
Körperbewusstsein 22, 37, 41, 155, 236
Körpergefühl 22, 35, 40, 100, 155, 172
Körpergewicht 37, 51, 64, 129, 204
Körperhaltung 159, 236, 237
Körperwärme 70
Körperzellen 110, 116, 119
Kraft 17, 26, 32, 33, 45, 237
Krafttest 54
Krafttraining 56, 64, 89, 143, 144, 145, 155, 193
Kreativität 35, 37, 124, 243

L

Lat-Ziehen 147
Lauf-Tipps 70
Laufen 23, 37, 39, 53, 66, 68, 69
Laufschuhe 37, 70
Lebensfreude 114, 240
Lebensgewohnheiten 51
Lebensglück 241
Lebensmittel 116
Lebenszufriedenheit 42

ANHANG

Leptosom 55
Liegestütze 86
Lymphflüssigkeit 161

M

Magnesium 68, 107, 110, 120
Mangelsymptome 110, 112
Mattenschwimmen 89, 93
Methionin 106
Mineralstoffe 101, 107, 120
Mineralwasser 70, 109, 110, 118, 120, 201, 212
Mobilisationsübungen 79, 210
Motivation 23, 42, 56, 58, 60, 88
Mountainbiking 204, 211
Muskelaktivität 247
Muskelaufbau 209
Muskelentspannung 127
Muskelkater 55, 71, 155
Muskelstärke 17
Muskelverspannung 132
Muße 124, 125

N

Nacken-Bälle 137
Nackenmuskulatur 128, 137
Nackenübung 129
Nackenübung mit Partner 129
NASA 39, 179
Naturarzneien 109
Noradrenalin 101

O

Oberarmstrecker 152
Oberschenkel 37, 40, 65, 76, 89, 90, 170, 202, 213, 229
Oberschenkel-Kräftiger 76
Obsttag 109
Optimismus 25

P

Pectoralis 149, 173
Personal Trainer 37, 88
Pilates 235, 236, 237
Po 40, 54, 73, 79, 85, 231
Po-Former 75
Po-Position 89, 92
Power-Circle 84, 85, 86, 89, 186
Psyche 35, 37, 114, 126
Pulsuhr 37, 68
Push-ups 89, 91
Pyknisch 56

Q

Quadrizeps 37, 170
Quick-Test 51

R

Radfahren 45
Rebouncing 178, 179, 181
Regeneration 37, 46, 68, 125, 155, 196, 203, 206, 208, 217
Reisen 89, 157, 158, 159, 161, 174
Reverse Crunch 89, 97
Rope-Skipping 179
Rücken-Rolle 138
Rückenmuskulatur 69, 74, 89, 93, 94, 138
Rückenstütze 89, 95
Rückzugszonen 125
Rudern im Sitzen 148
Ruhepuls 52, 53, 66
Rumpf-Seitbeugen 167
Rumpf-Spezial 80
Rumpf-Stabilo 74
Rumpfmuskulatur 87

S

Säftetag 109
Salz 102, 109, 174, 218

ANHANG

Sauna 126, 159, 200, 204, 212
Schlafen 194, 206, 221
Schönheitsdrink 116
Schulter 168, 173, 211, 231, 245
Schultergürtel 74, 150
Schultermuskulatur 73, 76, 153
Schulterspanner 74
Schwefel 110, 117
Schwimmen 39, 56, 201, 211
Schwitzen 35, 39, 204, 233
Seilspringen 179, 213
Seitenstechen 71
Seitheben 153
Serotonin 101, 243
Shower-Power 198, 210, 215
Sixpack 87
Somatotropin 106
Springer 89, 96
Spurenelemente 100, 217
Sterne-Greifen 81
Stoffwechsel 38, 39, 44
Stress 17, 19, 56, 107, 125, 126, 127, 243
Stress-Tagebuch 125
Stretching 56, 71, 78, 86, 155, 158, 159, 163, 165, 172, 196, 199, 203, 204, 208, 210, 215, 217, 219
Sun Salutation 229

T

Taillen-Straffer 73
Tanzen 179, 213
Taurin 106
Tennis 88, 192
Thera-Band 72, 73
Thymusdrüse 160, 161
Trainierbarkeit 24
Trainingsdisziplin 60
Trainingslager 190, 191, 192, 194, 215
Trainingspuls 45
Trainingsroutine 60
Trampolin 181

Trizeps 77, 152, 171
Trizeps-Stärker 77

U

Übergewicht 56, 101, 112
Urlaub 189, 190, 193

V

Vitalkapazität 35
Vitalstoffe 110, 112
Vitamine 100, 101, 116
Vollkornprodukte 102

W

Wade 164, 202, 203, 214
Wandern 66, 127
Warm-up 155
Wasser 37, 73, 107, 119, 120
Willenskraft 57, 58, 211
Willenstraining 37
Wirbelsäule 78, 79, 87, 234, 237
Wohlfühl-Tipps 242

X

Xercuff 186

Y

Yoga 226, 227, 232, 233

Z

Zink 68, 107, 116
Zivilisationskrankheit 38

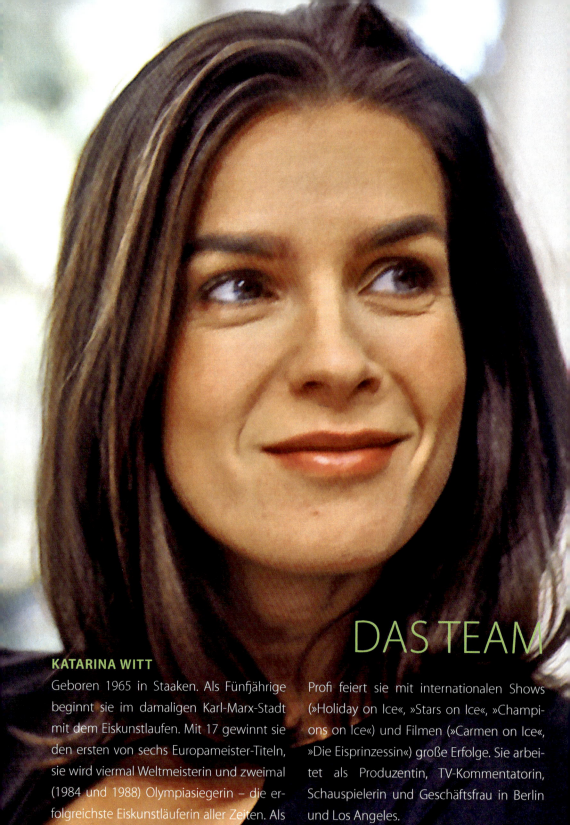

DAS TEAM

KATARINA WITT

Geboren 1965 in Staaken. Als Fünfjährige beginnt sie im damaligen Karl-Marx-Stadt mit dem Eiskunstlaufen. Mit 17 gewinnt sie den ersten von sechs Europameister-Titeln, sie wird viermal Weltmeisterin und zweimal (1984 und 1988) Olympiasiegerin – die erfolgreichste Eiskunstläuferin aller Zeiten. Als Profi feiert sie mit internationalen Shows (»Holiday on Ice«, »Stars on Ice«, »Champions on Ice«) und Filmen (»Carmen on Ice«, »Die Eisprinzessin«) große Erfolge. Sie arbeitet als Produzentin, TV-Kommentatorin, Schauspielerin und Geschäftsfrau in Berlin und Los Angeles.

ANHANG

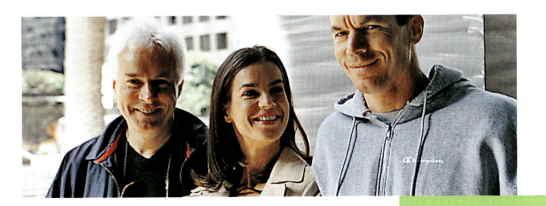

DER KOAUTOR: Ulrich Pramann, geboren 1950 in Sieber/Harz, beschäftigt sich seit 25 Jahren mit den Themen Sport, Gesundheit, Fitness und Karriere. Er hat bereits über 20 Bücher geschrieben, darunter mehrere Bestseller. Ulrich Pramann lebt in Wörthsee bei München.

DER TRAINER: Oliver Schmidtlein, geboren 1965 in Bamberg, ist seit über fünfzehn Jahren Physiotherapeut. Er arbeitete u. a. in der renommierten Praxis von Hans-Jürgen Montag und im hochmodernen Reha-Center in der Sportschule Oberhaching. Als Masseur betreute er die U 21 und bei der Weltmeisterschaft 1998 die Fußball-Nationalmannschaft. Derzeit, im Weltmeisterschaftsjahr 2006, ist er sowohl Physiotherapeut des FC Bayern als auch Fitnesstrainer für die Mannschaft von Jürgen Klinsmann. Jahrelang unterstützte Oliver Schmidtlein als Personal Trainer und Physiotherapeut die Fitness von Katarina Witt. Während dieser Zusammenarbeit haben beide neue Wege und Techniken der Fitnesstherapie ausprobiert, die in diesem Buch angesprochen werden.

DER FOTOGRAF: Frank Schott, geboren 1962 in Köln, studierte Kunst und fotografiert seit über fünfzehn Jahren für internationale Magazine sowie für Werbe- und Beautykunden. Seit 1998 arbeitet Frank Schott vor allem in den USA, wo er ein Studio in San Francisco eröffnet hat.

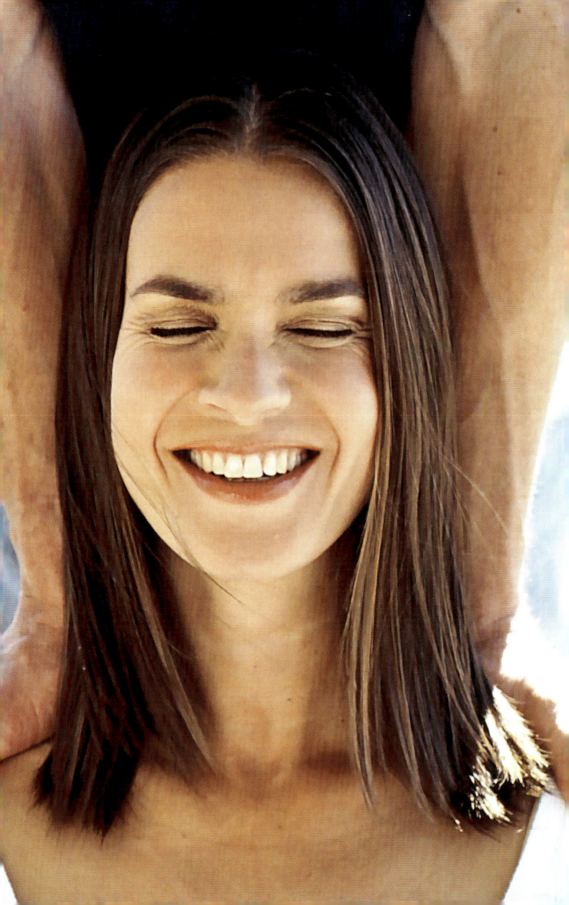